PUBLICATIONS ANTÉRIEURES

1° Maladies des Femmes :

Kyste du vagin. — Notes et observation lues à la Société de Chirurgie par M. Richelot. — *Bull. et Mém. de la Société de Chirurgie*, 1889.

Observations d'opération de Schrœder. — *In* Thèse de Chanteloube, 1888, et *in* Thèse Pescher, 1891.

Abcès du ligament large consécutif à une salpingite suppurée. — *Bull. de la Soc. Anat.*, 1891.

De l'Hystérectomie vaginale dans les suppurations péri-utérines. — Thèse de doctorat de Paris, 1893.

De l'Hystérectomie vaginale dans les lésions inflammatoires des annexes. — *Arch. Prov. de Chir.*, Novembre 1894 et Janvier 1895.

De l'Hystérectomie abdominale pour fibromes utérins. — *In* Publication Lamaignère, 1899, avec vingt observations personnelles et *Communication au Congrès de Chirurgie*, 1902, avec statistique de soixante-douze opérations.

De la fistule vésico-cervico-vaginale. — *Arch. prov. de Chir.*, Juillet 1902.

Rupture spontanée de l'utérus pendant le travail. — Passage du fœtus et du placenta dans l'abdomen. — Laparatomie. — Hystérectomie. — Guérison. — *Bull. Acad. de Méd.*, Octobre 1902. Rapport de M. Richelot.

Opération du cancer du sein. — « *La Clinique* », Août 1906.

Des rétro-déviations utérines. — « *La Clinique* », Décembre 1906.

Un cas de dystocie. — « *La Clinique* », Décembre 1909.

2° Chirurgie générale :

Kyste hydatique de l'aine. — *Bull. Soc. Anat.*, 1888.

Observation sur le traitement des abcès par congestion. — *In* Thèse Hameau, 1888.

Rétrécissement de l'urèthre, infiltration anormale d'urine. — *Bull. Soc. Anat.*, 1891.

Décollement épiphysaire de l'extrémité supérieure du fémur. — *Bull. Soc. Anat.*, 1891.

Gliome du cervelet. Mort subite. — *Bull. Soc. Anat.*, 1891.

Cancer pédiculé de l'estomac. — *Bull. Soc. Anat.*, 1891.

De la gastrostomie sans obturateur et sans sonde à demeure. — *Gazette Hebdomadaire*, 1891.

De la déviation en dehors du gros orteil. — *Revue générale de la Gazette des Hôpitaux*, Juillet 1894.

Extirpation de l'astragale pour un pied bot équin ankylosé. — *Bull. et Mém. Soc. Chir.*, 1894.

De la cure radicale des hernies. — Ouvrage de 86 pages. Imprimerie Labèque, Dax, 1894.

Deux cas de fibromes de la paume de la main. — *Bull. Soc. Anat.*, 1895.

Un cas de kyste hydatique du rein. — *Gazette des Hôpitaux*, Juillet 1896.

Procédé d'Excision des Hémorrhoïdes. — *Arch. prov. de Chir.*, Mai 1897.

Cure radicale de la hernie inguinale des enfants. — 36 observations personnelles. — *In* Thèse Bernès-Lasserre, 1897.

Fracture simultanée des deux rotules. — Suture métallique. — Guérison. — *Bull. et Mém. Soc. Ch.*, 1897. Rapport de M. Chaput.

Péritonite purulente. — Laparatomie. — Guérison. — *Bull. et Mém. Soc. Chir.*, 1897. — Rapport de M. Richelot.

Deux cas d'abcès du foie. — Laparatomie transpleurale. — *Bull. et Mém. Soc. Chir.*, 1897. — Rapport de M. Richelot.

Observations de chirurgie de l'estomac. — *Bull. et Mém. Soc. Chir.*, 1901. — Rapport de M. Routier.

Cinq observations de pseudarthrose. — *Arch. prov. de Chir.*, Septembre 1901.

Rupture intra-péritonéale de la vessie avec fracture verticale du bassin. — Laparatomie. — Péritonite généralisée. — Suture de la vessie et drainage de l'abdomen. — Guérison. — *Bull. et Mém. Soc. Chir.*, 1903. — Rapport de M. Bazy.

Préparation du catgut par l'ébullition au cumol. — « *La Clinique* », Février, 1907.

De la laparatomie trans-pleurale. — « *La Clinique* », Mars 1907.

De la gastro-entérostomie à suspension verticale. — « *La Clinique* », 28 Février 1908.

De la gastro-entérostomie dans les affections non cancéreuses de l'estomac. — 46 observations personnelles. *In* Thèse Vaquier. Bordeaux, Avril 1908.

Indications et résultats de la prostatectomie pour hypertrophie de la prostate. — « *La Clinique* », Août 1908.

Contusion de l'abdomen. — Double perforation de l'intestin grêle et plaie du mésentère. — Laparatomie. — Guérison. — Sept mois plus tard occlusion avec torsion totale du mésentère. — Mort. — *Bull. et Mém. Soc. Ch.*, 1909. — Rapport de M. Souligoux.

De la péritonite à pneumocoques et de son traitement. — « *La Clinique* », Décembre 1909.

De l'appendicite Pelvienne. — « *La Clinique* ». Paraîtra ultérieurement.

De l'occlusion intestinale par calcul biliaire avec observation personnelle. — « *La Clinique* ». Paraîtra ultérieurement.

De l'appendicite chronique d'emblée. — « *La Clinique* ». Paraîtra ultérieurement.

De la contusion artérielle. — « *La Clinique* ». Paraîtra ultérieurement.

DE LA GASTRO-ENTÉROSTOMIE

DANS LES

AFFECTIONS NON CANCÉREUSES DE L'ESTOMAC

DE LA
GASTRO-ENTÉROSTOMIE

DANS LES

AFFECTIONS NON CANCÉREUSES DE L'ESTOMAC

PAR

Jules LAFOURCADE
(de Bayonne)

ANCIEN INTERNE DES HOPITAUX DE PARIS
ANCIEN CHEF DE CLINIQUE CHIRURGICALE DE LA FACULTÉ DE PARIS
MEMBRE CORRESPONDANT DE LA SOCIÉTÉ DE CHIRURGIE DE PARIS

« L'exercice de la Chirurgie, loin d'être réduit à la technique des salles d'opération, exige à la fois l'observation qui fonde l'expérience et le jugement qui l'exploite. »

PAUL BOUCHET.

PAU
IMPRIMERIE-STÉRÉOTYPIE GARET, RUE DES CORDELIERS, 11
J. EMPERAUGER, IMPRIMEUR

1910

DE LA GASTRO-ENTÉROSTOMIE

DANS LES

AFFECTIONS NON CANCÉREUSES DE L'ESTOMAC

Dans ce travail, basé sur l'étude, l'expérience et les résultats de quatre-vingts observations personnelles, je résume ma pratique de la gastro-entérostomie dans les affections non cancéreuses de l'estomac.

Je décrirai :

1° Les indications de la gastro-entérostomie, en insistant sur le diagnostic de quelques-unes d'entre elles ;

2° Le manuel opératoire qui m'est habituel ;

3° Les résultats que j'ai obtenus.

Je terminerai par un tableau récapitulatif de mes interventions de gastro-entérostomie pour affections non cancéreuses.

CHAPITRE I

INDICATIONS DE LA GASTRO-ENTÉROSTOMIE

L'ulcère, par ses complications ou ses accidents que la médecine et les drogues n'améliorent pas, est, après le cancer, l'affection de l'estomac qui appelle le plus souvent l'action du chirurgien.

Lorsque Cruveilhier isola l'ulcère simple du groupe confus des maladies de l'estomac, on eut bien étonné les médecins en leur disant que la chirurgie revendiquerait un jour cette affection. Encouragés par le succès des interventions contre les accidents de l'ulcère, les chirurgiens se sont demandés si tous les ulcères de l'estomac, même non compliqués, ne devaient pas être opérés. Cette opinion, soutenue au *Congrès International de Chirurgie*, en 1905, par Kocher, Lambotte, Rotgans et Montprofit, a une certaine tendance à se répandre à l'étranger. Il y a là une exagération évidente, et, en France du moins, les chirurgiens les plus versés dans les questions de pathologie gastrique, n'admettent l'intervention, en fait d'ulcère, *que dans les cas compliqués*.

Mais la question doit être serrée de plus près. La gastro-entérostomie faite pour un ulcère qui ne s'accompagne pas du syndrome pylorique donne des résultats bien incertains. J'en dirai autant des dyspepsies douloureuses, rebelles, gastralgies et des gastronévroses qu'il faut savoir ne pas opérer.

Pour que l'intervention de la chirurgie soit justifiée, *il faut que l'ulcère soit pylorique ou juxta-pylorique*. Par juxta-pyloriques, il faut entendre les ulcères situés dans le voisinage du pylore, soit en amont vers l'estomac, soit en aval vers le duodénum. Le diagnostic de cette localisation est facile dans la grande majorité des cas, l'ulcère du pylore présentant des particularités dues à sa situation orificielle.

Il est aisé de comprendre que la gastro-entérostomie, si merveilleusement efficace dans les ulcères juxta-pyloriques, où elle agit en mettant le pylore au repos ou en suppléant à son insuffisance anatomique, ne saurait être de quelque utilité dans l'ulcère des faces ou des bords de l'estomac.

La conception de la transformation de l'estomac, après gastro-entérostomie, en un entonnoir qui déverse immédiatement son contenu vers l'intestin est erronée, du moins chez le vivant. L'insufflation, le sondage de l'estomac montrent que le nouveau pylore est continent. La digestion gastrique se prolonge même au-delà des limites normales (Soupault et Hartmann).

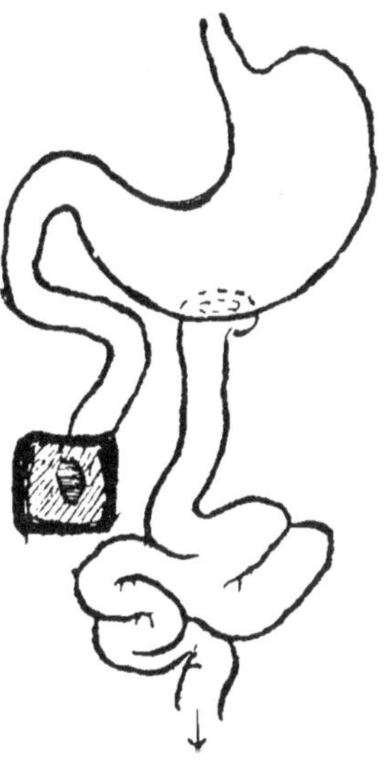

Fig. 1. — Schéma de la première expérience de Delbet (Guinard).

D'autre part, il résulte d'expériences faites sur les animaux et de certaines constatations cliniques que si le pylore n'est rétréci ni anatomiquement, ni physiologiquement par le spasme, l'estomac chasse son contenu par cet orifice, sans utiliser la nouvelle bouche et que tout s'écoule par le pylore.

Pierre Delbet, après Kelling, a démontré le fait expérimentalement chez le chien. Il sectionne l'intestin transversalement, et anastomose le bout inférieur à l'estomac et le bout supérieur ou pylorique à la peau *(fig. 1)*. Or, tout ce que prend l'animal vient au dehors par la fistule intestinale : rien ne passe par l'intestin. Autre expérience : Delbet prend une anse d'intestin qu'il sectionne à ses deux extrémités. Il rétablit la continuité de l'intestin. Puis, il prend l'anse séparée du reste de l'intestin et il fixe son extrémité supérieure à l'estomac et son extrémité inférieure à la peau *(fig. 2)*. Or, tout ce que prend l'animal passe dans l'intestin et rien ne vient au dehors par la fistule cutanée.

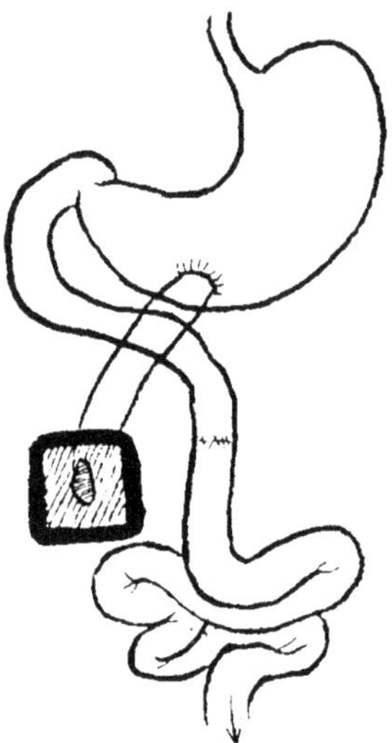

Fig. 2. — Schéma de la deuxième expérience de Delbet (Guinard.)

Chez l'homme, l'examen radioscopique après absorption d'une bouillie bismuthée, l'observation de malades atteints de fistules cutanéo-duodénales et opérés de gastro-entérostomie, ou de fistules gastro-coliques viennent confirmer ces dernières expériences.

M. Tuffier a signalé des observations curieuses, certainement très rares, et que l'on peut rapprocher des faits précédents. A une deuxième laparatomie faite un temps plus ou moins long après une gastro-entérostomie, on a trouvé que la communication gastro-jéjunale n'existait plus, que l'anse intestinale fixée à l'estomac s'était détachée de cet organe et était libre de toute connexion avec lui. Après guérison de la lésion et perméabilité du pylore, la nature réparait spontanément la bouche gastro-intestinale devenue inutile. Cet exemple d'oblitération spontanée est analogue aux guérisons des fistules cutanéo-intestinales, quand l'intestin est devenu perméable.

Ces expériences et ces faits cliniques montrent que la gastro-entérostomie ne sert nullement à drainer l'estomac et à le mettre au repos, quand le pylore est normal. Ce phénomène est conforme à la loi générale qui veut que les anastomoses sont inexistantes en tant qu'utilité, s'il n'y a pas d'obstacle mécanique ou physiologique dans la continuité de l'organe (SOULIGOUX).

Peut-on du moins espérer que les modifications du chimisme gastrique, et l'abaissement de l'acidité gastrique, après la gastro-entérostomie, puissent contribuer à l'amélioration des lésions non pyloriques de l'estomac ?

MM. Hayem, Soupault et Hartmann ont constaté une diminution considérable des liquides de rétention après l'opération. Dans quelques cas, l'acidité gastrique est abaissée ; dans d'autres elle est normale ou exagérée. *Nous reviendrons plus loin sur cette question importante.* Ce que je peux avancer d'ores et déjà c'est que les modifications chimiques favorables du suc gastrique après la gastro-entérostomie, n'existent que quand on intervient pour un spasme ou un rétrécissement du pylore et qu'on ne peut compter sur elles comme facteur de guérison des gastropathies en dehors du spasme et du rétrécissement du pylore.

J'en arrive à cette conclusion que la gastro-entérostomie *doit être réservée aux seules lésions pyloriques,* si l'on ne veut pas aboutir à un résultat thérapeutique nul ou médiocre. Si parfois une guérison d'ulcère non pylorique après gastro-entérostomie est publiée, il s'agit d'une simple coïncidence et le résultat favorable est dû à un traitement post-opératoire bien dirigé.

J'ajouterais qu'un ulcus du pylore dont le signe prédominant est le spasme avec douleurs tardives, avec ou sans syndrome de Reichmann ne doit être opéré que si le traitement interne prolongé ne donne pas de résultat. Bien que les conditions de l'ulcère juxta-pylorique soient peu favorables, il est des cas de guérisons indiscutables.

par le traitement médical et on ne doit intervenir qu'après son échec.

Mais là où la gastro-entérostomie est souveraine, là où elle donne des résultats thérapeutiques surprenants, c'est quand elle s'adresse aux complications suivantes de l'ulcère du pylore, lesquelles constituent ses indications primordiales :

Hémorrhagies à répétition, hémorrhagies chroniques.
Sténoses du pylore, périgastrite.

Elle est encore indiquée dans les *sténoses d'origine biliaire*, et dans les *rétrécissements médio-gastriques* (estomac biloculaire, en bissac ou en sablier).

Elle intervient comme opération complémentaire dans les *perforations de l'estomac* pour soulager la suture de la perforation, et comme opération palliative dans la *transformation de l'ulcère en cancer*, quand la gastrectomie est impossible.

Je citerai enfin l'*ulcère du duodénum* comme indication possible de la gastro-entérostomie.

A). **Hémorrhagies à répétition ; hémorrhagies chroniques.** — L'ulcère produit de grandes hémorrhagies, très abondantes, quelquefois effrayantes, des hémorrhagies moyennes ou des hémorrhagies à répétition d'allure chronique.

Elles se traduisent d'une façon évidente par des hématémèses ou du melœna. Ou bien elles sont occultes et doivent être recherchées dans les fèces par certaines réactions chimiques (réaction de Weber).

Aux grandes hémorrhagies convient le traitement médical. Quand le professeur Dieulafoy conseillait d'intervenir dans les grandes hémorrhagies ulcéreuses, il était conforme à la logique qui veut que l'on fasse l'hémosthase directe de ce qui saigne. « Tout malade, dit-il, qui vomit d'un seul coup, un demi-litre, un litre de sang, surtout si ces hémorrhagies se répètent une deuxième, une troisième fois en vingt-quatre heures, ce malade succombe presque fatalement, quand il n'est pas opéré à temps. » Les faits sont venus contredire cette manière de voir. La mortalité très élevée des interventions pratiquées sur un ulcus saignant, le malade étant en état d'anémie aiguë et qui est de 80 pour cent ou davantage, d'autre part les guérisons très fréquentes des grandes hémorrhagies par un traitement médical et guérissant dans la proportion de 90 pour cent, firent rejeter par les chirurgiens les conclusions du professeur Dieulafoy.

Le traitement médical seul est admissible dans les grandes hémorrhagies gastriques et l'abstention doit être la règle.

Il n'en est pas de même dans les hémorrhagies à répétition, dans les hémorrhagies chroniques qui, résistant au traitement médical, épuisent le malade, et s'opposent au retour de l'alimentation. Dans ces cas, la gastro-entérostomie, en mettant au repos la région du pylore, favorise la cicatrisation de l'ulcère. L'opération est d'autant plus indiquée que les hémorrhagies s'accompagnent du syndrome pylorique ou coïncident avec la sténose du pylore.

Je suis intervenu une quinzaine de fois chez des malades anémiés par des hémorrhagies à répétition. Chez plusieurs d'entre eux, les vomissements survenant au début de l'anesthésie, étaient sanglants. La gastro-entérostomie a toujours été curatrice.

Dans une circonstance, un malade atteint d'ulcère sténosant du pylore, avec hémorrhagies à répétition, fut pris sur la table d'opération d'une gastrorrhagie considérable. La situation devint telle que le malade fut remis dans son lit sans être opéré. Je pratiquai la gastro-entérostomie quelques jours plus tard, après cessation de l'hémorrhagie. Le résultat fut excellent. Je dirai même que ce malade a guéri dans la suite de tuberculose pulmonaire au second degré, la gastro-entérostomie ayant permis la suralimentation au sanotorium de Cambo-les-Bains.

Il existe une catégorie de malades atteints de signes vagues d'ulcère du pylore, asthéniques, avec syndrome pylorique atténué, qui sont anémiés, la peau et les muqueuses décolorés, ayant des souffles vasculaires. Ils n'ont jamais vomi. Si on examine leurs selles directement, on ne trouve rien d'anormal, ou elles sont colorées en noir d'une façon intermittente. Mais, à l'aide de la réaction de Weber, on constate qu'elles contiennent toujours du sang. Il s'agit d'hémorrhagies occultes qui amènent quelquefois les malades à un état d'anémie des plus graves. Je me suis trouvé quatre fois en présence de malades présentant des accidents de ce genre. Ils ont guéri par la gastro-entérostomie après échec du traitement médical. Dans ce cas, le melœna persiste après l'opération pour disparaître après huit ou dix jours.

La valeur considérable de la gastro-entérostomie dans le traitement des hémorrhagies chroniques et à répétition n'est pas absolue. Le retour des hémorrhagies a été signalé par quelques chirurgiens. Cette éventualité possible fait que certains auteurs préfèrent la pylorectomie à la gastro-entérostomie dans le traitement des hémorrhagies chroniques. La gastro-entérostomie ne s'est jamais trouvée en défaut dans mes observations. Cette circonstance favorable est due peut-être à ce que je n'interviens que si le malade présente des signes de localisation de l'ulcère dans la région pylorique.

Dans les *hémorrhagies moyennes*, intermédiaires entre les pertes de sang très abondantes et les petites hémorrhagies répétées, on peut être très embarrassé. Le médecin espère arrêter l'hémorrhagie par le traitement interne, ce qui arrive souvent. Mais, dans d'autres cas, elle continue avec la même abondance. Le malade s'affaiblit : les conditions d'intervention chirurgicale deviennent mauvaises, et les risques de l'opération sont grands. Il est impossible de donner alors une règle fixe. Le mieux est cependant de ne pas trop différer l'intervention.

Comme le dit M. Mathieu, en médecine et surtout en chirurgie, il faut savoir courir des risques. Si on s'abstient, on court des risques de par l'inaction : si on intervient on court des risques par le fait de l'action. Quoique nous fassions, certains cas seront toujours au-dessus de nos ressources, telles que les hémorrhagies par perforation de l'artère splénique, ou par ulcération d'un vaisseau assez important et il faut se résigner à voir mourir d'hémorrhagie un certain nombre d'ulcéreux. Mais on ne doit pas augmenter les chances de mort par des interventions chirurgicales plus graves elles-mêmes que l'hémorrhagie régulièrement traitée par la médecine.

Voici le résumé d'un cas qui montre les difficultés en présence desquelles on peut se trouver pour prendre une décision. En Mai 1908, un malade présentant des signes d'ulcus pylorique ancien, est pris d'une gastrorrhagie abondante avec hématémèse. Quelques jours après, nouvelle hématémèse. A partir de ce moment, la situation s'aggrave progressivement. Les selles sont goudronnées. Je vois le malade dix-huit jours après la première hémorrhagie, dix jours après la seconde. Il est pâle, les muqueuses décolorées ; souffles vasculaires et cardiaques. L'opération, pylorectomie ou gastro-entérostomie, est décidée et acceptée. Le lendemain matin, au moment où le malade allait monter en voiture pour se rendre à ma clinique, il a une syncope et il meurt quelques instants après.

B). **Sténoses du Pylore.** — Les sténoses du pylore constituent *la grande indication* de la gastro-entérostomie. La sténose est la conséquence de la cicatrisation de l'ulcère *(sténose intrinsèque)* ou du processus scléro-inflammatoire péri-pylorique, périgastrite fibreuse et formation de brides *(sténose extrinsèque).*

A la sténose s'ajoutent des troubles circulatoires et congestifs, de l'œdème ou des troubles nerveux spasmodiques, ajoutant leurs effets aux lésions anatomiques et contribuant à modifier la symptomatologie. Le degré du rétrécissement étant très variable, le tableau clinique de la sténose du pylore présente de grandes variations.

L'ulcère n'est pas la seule cause de sténose intrinsèque. On a observé des sténoses dues à l'hypertrophie musculeuse du pylore (cas de SOUPAULT), à des tumeurs rares (adénofibromes) à l'ingestion de liquides caustiques, à la syphilis de l'estomac et à la tuberculose du pylore (RICARD et CHEVRIER).

Il existe deux *formes de sténose du pylore :*

1°). *Une forme typique* sur laquelle il me paraît inutile d'insister, car elle est classique et connue de tous ;

2° *Une forme légère, atténuée, dyspeptique* sur laquelle je m'étendrai davantage et à laquelle doit être rattaché le syndrome de Reichmann ou gastro-succorrhée ;

3° Je citerai, en outre, *le rétrécissement congénital du pylore* — sténose congénitale hypertrophique du pylore — qui peut, dans quelque cas, indiquer la gastro-entérostomie.

1° **Forme typique de la sténose du pylore.** — Le diagnostic de cette forme s'impose par les symptômes suivants que je me contenterai d'indiquer :

Vomissements caractéristiques, régurgitation et pyrosis ;

Grande dilatation de l'estomac avec clapotage sous-ombilical et clapotage à jeun ;

Tension permanente ou intermittente de l'épigastre.

Contraction et ondulations péristaltiques de l'estomac ;

Douleur en rapport avec l'état de plénitude et la distension de l'organe ;

Constipation opiniâtre :

Et enfin le résultat du cathétérisme de l'estomac.

La sténose confirmée du pylore s'accompagne d'une déchéance rapide de l'état général, avec amaigrissement, perte des forces, myœdème, *tétanie* et son pronostic est grave si l'on n'intervient pas par la gastro-entérostomie.

Dans les sténoses très serrées, les douleurs sont vives, les vomissements incessants, l'estomac est peu dilaté. Après chaque ingestion d'aliments, l'estomac fait saillie à l'épigastre et la sonde ramène une bouillie alimentaire *qui est projetée à haute pression.* La situation du malade devient rapidement critique et la gastro-entérostomie est urgente.

2° Forme atténuée, légère, dyspeptique de la sténose. — Bien connue depuis les travaux de Soupault, cette forme de sténose présente comme maîtres symptômes : *le syndrome pylorique, le syndrome de Reichmann, l'intermittence des symptômes morbides avec des périodes de rémission.*

Le principal élément du *syndrome pylorique* est la *douleur.* Ce qui la caractérise, ce n'est ni son intensité, ni sa localisation, ni ses irradiations très variables suivant les cas, mais le *moment de son apparition.* C'est une douleur *tardive,* débutant trois, quatre ou cinq heures après le repas, augmentant d'intensité progressivement et se terminant spontanément ou par l'ingestion d'alcalins ou d'aliments, ou par un vomissement. Parfois, le malade souffre dès le début de la digestion, mais la douleur va en croissant pendant trois ou quatre heures, pour atteindre son maximum à ce moment. Cette douleur est due à *un spasme, une contracture, une crampe du pylore* produits par le contact du contenu gastrique avec la muqueuse ulcérée. *Elle est comparable au spasme de la fissure anale.*

L'exploration de la sensibilité du plexus solaire révèle

des variations parallèles aux douleurs spontanées dans la majorité des cas.

La forme atténuée de la sténose du pylore revêt les deux modalités suivantes :

a) Sténose du pylore sans stase. — Les cas de sténose sans stase alimentaire, la sonde ne ramenant pas de résidu après sept à huit heures, sont fréquemment méconnus et étiquetés : gastrites, gastralgies, dyspepsies nerveuses. La dilatation est peu marquée ; la sonde ne ramène à jeun qu'une petite quantité de liquide blanc et transparent. Ces cas de sténose se caractérisent par le syndrome pylorique, la tension intermittente de l'épigastre avec ou sans ondulations. Le fonctionnement du pylore et de la motricité de l'estomac, seule particularité dont le chirurgien doive s'informer, sera contrôlé par un procédé bien simple. Il consiste à faire prendre le soir, avec un repas d'épreuve, des pruneaux cuits ou des raisins de Corinthe. Avec une sténose, même légère, on trouve des peaux de pruneaux et de raisins dans le lavage du lendemain matin. Pour que ce signe ait une valeur réelle, il faut qu'il soit constaté plusieurs fois. Lorsque j'ai rencontré ce symptôme, j'ai toujours trouvé, à l'opération, une lésion sténosante et la gastro-entérostomie m'a donné les meilleurs résultats. Ce point sera traité avec plus de détails à propos de *« l'examen du fonctionnement de l'estomac »*.

Mais je vais plus loin. Il m'est arrivé d'observer et d'opérer quatre malades dont le seul symptôme était le spasme bien caractérisé du pylore. Le sondage, après ingestion de pruneaux, avait été négatif. Le traitement médical, sévère et prolongé, ne donna aucune amélioration et la vie était devenue intolérable. C'est avec de grandes réserves que j'intervins chez le premier de ces malades qui désirait être opéré. Je trouvais un petit ulcère du bord supérieur du pylore entouré d'arborisations vasculaires. Le résultat fut parfait et il se maintient tel depuis deux ans. Encouragé par ce résultat, j'ai proposé la gastro-entérostomie à trois autres malades ne présentant que du spasme du pylore, et le résultat a été le même. Dans ces cas, *il faut savoir reconnaître et éliminer les névropathes.*

b). STÉNOSE DU PYLORE AVEC SYNDROME DE REICHMANN OU GASTROSUCCORRHÉE. — Cette forme, la plus fréquente des sténoses d'origine ulcéreuse, présente le syndrome de Reichmann qui se manifeste par le spasme tel que je viens de le décrire et dont le symptôme essentiel, l'*hypersécrétion* consiste en ce fait que la sonde introduite le matin, *donne issue à des liquides de sécrétion acides et capables de digérer les substances albuminoïdes.*

Dans les cas-types du syndrome de Reichmann le malade ne souffre pas à jeun. Après le repas de midi apparaissent des douleurs tardives à intensité croissante, devenant atroces. Le malade éprouve des brûlures, avec pyrosis, éructations et *régurgitations abondantes d'un liquide acide* après lesquelles il est soulagé.

Le repas du soir est la cause des mêmes accidents. Souvent, on observe à jeun des vomissements ou des régurgitations acides.

La constatation du symptôme fondamental du syndrome de Reichmann se fait de la façon suivante : On lave l'estomac le soir vers neuf heures et on le vide complètement. Si, le lendemain, douze heures plus tard, la sonde ramène un liquide acide, variant de 100 à 500 centimètres cubes ou davantage, avec un résidu blanchâtre formé de matières amylacées, on peut affirmer le syndrome de Reichmann.

La conception pathogénique de ce syndrome a été interprétée différemment et a donné lieu à de nombreuses discussions. Ce que nous savons actuellement, en raison de la valeur de nombreux faits observés, *c'est que le syndrome de Reichmann bien confirmé est symptomatique d'une sténose du pylore ou d'un ulcère juxta-pylorique* (HAYEM, MATHIEU, SOUPAULT).

La stase est la cause de l'hypersécrétion. Dans les cas d'ulcère, l'hypersécrétion est acide, il y a hyperchlorhydie. Quand il y a un néoplasme, on observe de l'hypochlorhydrie. La stase appelle toujours l'hypersécrétion et l'estomac fait cette sécrétion avec la muqueuse qu'il possède : sécrétion hyperacide quand la muqueuse produit beaucoup d'acide chlorhydrique : sécrétion hypoacide quand la muqueuse est détruite ou dégénérée (Mathieu).

Soupault a démontré que si le syndrome de Reichmann est produit par la stase, il est des circonstances où il est en rapport avec l'existence d'*un ulcus juxta-pylorique ou pylorique*. L'exactitude anatomique de cette conception est démontrée par la constatation de l'ulcus au moment de l'intervention chirurgicale, la lésion pouvant d'ailleurs être minime.

La conclusion que le syndrome de Reichmann est symptomatique d'une sténose ou d'un ulcère du pylore a une importance clinique et thérapeutique de tout premier ordre.

La quantité et la qualité du liquide sécrété varient dans de grandes proportions. Dans certains cas, il est ramené par la sonde à l'état de pureté presque absolue : ou bien il tient en suspension des résidus alimentaires en quantité plus ou moins grande. Si la stase est peu appréciable, le liquide, par contre, peut être très abondant. Dans la sténose-type, la stase est considérable et la sécrétion, quoique abondante, paraît moins marquée.

Un autre caractère de la sténose du pylore avec syndrome de Reichmann est l'intermittence des crises, avec des périodes de rémission quelquefois très longues, pendant lesquelles l'estomac fonctionne normalement. Les crises amenées par la fatigue, le surmenage, une émotion, quelque excès de table, deviennent de plus en plus fréquentes et les accidents finissent par être permanents.

On voit que la gastro-succorrhée présente des modalités cliniques différentes qui sont par ordre de gravité (Castaigne et Dujarrier) :

1° La gastro-succorrhée sans rétention alimentaire, à évolution intermittente ;

2° La gastro-succorrhée sans rétention alimentaire, à évolution continue ;

3° La gastro-succorrhée s'accompagnant d'un certain degré de rétention alimentaire, mais dans laquelle, l'*hypersécrétion* étant très abondante, *déborde la stase* (MATHIEU) ;

4° La gastro-succorrhée, où il y a de la stase alimentaire aussi considérable que dans la sténose typique du pylore.

Nous avons vu déjà que l'hypersécrétion est symptomatique d'un ulcère ou d'une sténose du pylore. *Cela est vrai quand le syndrome de Reichmann est bien confirmé.* Mais il est des cas, très atténués, dans lesquels, avec une hyperchlorhydrie nette, les douleurs sont peu intenses, le liquide à jeun en petite quantité, et les accidents disparaissent rapidement. Dans ces formes ébauchées du syndrome de Reichmann, il est possible qu'il s'agisse de névropathie ou d'un certain degré de gastrite. Il ne faut intervenir par la gastro-entérostomie que quand le syndrome de Reichmann s'accompagne de stase alimentaire ou bien que la violence des douleurs et l'impuissance du traitement interne rendent la vie des malades bien difficile. Dans les cas limités, la réaction de Weber peut être utile. Mais elle peut être négative dans l'ulcère du pylore. Si elle est positive, le diagnostic d'ulcère s'impose. Son absence ne prouve pas qu'il n'existe pas d'ulcère.

L'intermittence des symptômes avec des périodes de rémission s'observe fréquemment dans la sténose dyspeptique, tout comme dans l'ulcère juxta-pylorique. La même particularité s'observe dans le syndrome de Reichmann. Pendant les périodes d'accalmie, les troubles douloureux et dyspeptiques disparaissent à tel point que le malade se croit guéri. Pendant ces périodes, l'hyperchlorhydrie digestive ne se modifie guère, mais la sécrétion à jeun diminue ou disparaît complètement et la dilatation de l'estomac rétrocède, du moins dans les premiers temps de la maladie.

Cette intermittence dans les troubles dyspeptiques est en rapport avec le rôle que jouent « à côté de la lésion anatomique, et d'ailleurs provoqués par elle, le spasme, la contracture du pylore » (SOUPAULT). A la lésion locale s'ajoute un élément nerveux qui imprime son cachet à la marche de l'affection.

La marche de la sténose dyspeptique avec syndrome de Reichmann est lente et chronique. Il nous arrive d'opérer souvent des malades dont le début de l'affection remonte à six, huit et dix ans et davantage. Au moment des crises, la santé générale s'altère, l'amaigrissement fait des progrès. Bien que l'appétit soit conservé, le malade mange peu par crainte des souffrances. L'état s'améliore pendant les périodes de rémission. Puis, survient une nouvelle crise qui épuise de nouveau le malade. Et ainsi de suite jusqu'à ce que l'état de maladie devienne permanent.

3° **Rétrécissement congénital du pylore. — Sténose congénitale hypertrophique du pylore. —** Le rétrécissement congénital du pylore est caractérisé, au point de vue clinique, par des vomissements incoercibles, la constipation, la présence d'une tumeur mobile à l'épigastre avec dilatation de l'estomac, le tout s'accompagnant d'un amaigrissement rapide du nourrisson.

Anatomiquement, le rétrécissement congénital du pylore est produit par une hypertrophie de la couche des fibres musculaires qui sont plus volumineuses que normalement. La diminution du calibre du pylore peut aller jusqu'à l'imperméabilité.

Le spasme du pylore existe dans ces cas d'une façon indiscutable.

Le pronostic de cette affection est des plus graves.

Quand les accidents de sténose du pylore chez le nourrisson ne cèdent pas au traitement médical, c'est à la gastro-entérostomie qu'il faut recourir. Elle présente une grande gravité dans ces cas de rétrécissement du pylore des nourrissons et Thompson a réuni 59 gastro-entérostomies avec 29 guérisons et 30 morts. Il y a des circonstances où l'opération sera la seule chance de salut.

C). **De la Périgastrite.** — Au voisinage de l'ulcère, le péritoine réagit à tous les degrés depuis l'exsudat fibrineux et la fausse membrane jusqu'aux adhérences épaisses et généralisées qui fixent l'estomac aux organes voisins, au diaphragme ou à la paroi abdominale antérieure. La périgastrite reste fibreuse ou elle suppure par places, l'abcès étant dû à une perforation gastrique limitée par des adhérences et les fausses membranes, lequel aboutit à une communication entre l'estomac et un organe voisin ou l'extérieur.

Le chirurgien intervient dans la périgastrite soit par la libération de l'estomac (gastrolyse), soit par la résection de l'ulcère, soit par la gastro-entérostomie.

Cette dernière opération est surtout indiquée quand la périgastrite siège au niveau du pylore qu'elle enserre ou qu'elle fixe à la face inférieure du foie et dont elle diminue le calibre en produisant des accidents de sténose.

Dans certains cas, la périgastrite formant tumeur en impose pour un néoplasme du pylore, même après l'examen direct au moment de la laparatomie. C'est ce que l'on a désigné sous le nom de *tumeur inflammatoire*. On la voit se résorber progressivement après la gastro-entérostomie.

Pour les raisons déjà indiquées au sujet de l'inutilité de la gastro-entérostomie dans les ulcères non pyloriques, il me semble que cette opération sera inutile quand la périgastrite siège ailleurs qu'au pylore.

Les résultats de ma pratique confirment cette manière de voir. Dans les cas où je suis intervenu pour de la périgastrite pylorique avec adhérences sous-hépatiques, le résultat a été favorable. Par contre, je me suis trouvé une fois en présence d'une périgastrite oblitérant l'arrière cavité des épiploons et fixant la face postérieure de l'estomac au pancréas (Obs. XXI). Il me fut impossible d'amener la face postérieure de l'estomac à travers le mésocolon pour la gastro-entérostomie postérieure. Je ne pus davantage pratiquer une anastomose antérieure par le procédé de Wolfler, car l'estomac était plaqué contre la colonne vertébrale. J'eus recours alors au procédé de Kocher, l'anastomose étant faite sur le bord inférieur de l'estomac au niveau de l'antre du pylore.

Le résultat fut d'abord satisfaisant. Le malade, qui souffrait horriblement, fut soulagé, et cet état se maintint pendant dix mois. Puis les douleurs reparaissent, la périgastrite gagne les voies biliaires principales et produit de l'ictère par compression.

Je fis alors une *jéjunostomie* pour mettre l'estomac au repos complet. L'opération fut bien supportée et les suites paraissaient devoir être heureuses, quand le malade fut emporté subitement par une hémorrhagie foudroyante due à une ulcération de l'artère splénique.

Malgré l'insuccès de cette opération trop tardive, la jéjunostomie me paraît indiquée *dans les cas de périgastrite étendue, de symphyse non pylorique*, avec douleurs atroces qu'aucun traitement n'améliore. Permettant l'alimention par la fistule jéjunale, elle met l'estomac au repos complet et dans les meilleures conditions possibles pour la guérison.

La gastro-entérostomie sera réservée aux périgastrites pyloriques, avec accidents de sténose plus ou moins marquée.

D). **Sténose du pylore d'origine biliaire.** — Cette variété de sténose reconnaît deux causes principales.

Dans les cas les plus nombreux, le pylore et le duodénum sont enserrés dans des adhérences de péritonite sous-hépatique consécutive à l'infection de la vésicule ou des canaux biliaires. Le résultat de cette inflammation est une coulée plastique plus ou moins considérable, réunissant les organes de la région et susceptible d'amener dans certains cas une diminution du calibre du pylore ou du duodénum avec des accidents de sténose.

Dans d'autres cas, c'est le calcul biliaire lui-même qui, tombant dans le duodénum, est repoussé vers le pylore par des contractions anti-péristaltiques de l'intestin et s'enclave à ce niveau, donnant lieu à de la sténose aiguë du pylore. Les calculs susceptibles d'amener ces accidents sont trop volumineux pour franchir le cystique et le cholédoque. Ils arrivent dans l'intestin à la suite d'une communication anormale entre la vésicule et l'intestin. J'en ai observé dernièrement un cas avec occlusion intestinale aiguë. Le calcul, du volume d'un marron, était arrêté vers le milieu de l'iléon. Je fis une laparotomie, je pratiquai l'incision de l'intestin au niveau du calcul, enlevai ce dernier et suturai l'intestin. Guérison.

En présence des accidents de sténose du pylore d'origine biliaire, il faut intervenir sur la vésicule, l'ouvrir et la drainer ou l'enlever. Dans certain cas, l'intervention sera complétée par une action directe sur les canaux biliaires principaux. On obtiendra ainsi la résolution progressive des adhérences péri-pyloriques ou péri-duodénales. Si le calcul est enclavé au niveau du pylore, il faudra l'extraire directement par la taille du pylore, comme je l'ai fait sur l'intestin pour le cas d'occlusion intestinale ci-dessus.

La gastro-entérostomie ne sera indiquée que si ces interventions sont impossibles par suite de la complexité du cas ou de l'état des malades.

E. **Estomac biloculaire ou en sablier. Sténose médio-gastrique. —** Quand l'ulcère, au lieu d'être juxta-pylorique, siège au niveau du corps de l'organe, le rétrécissement cicatriciel de cet ulcère provoque une déformation connue sous le nom d'*estomac biloculaire, estomac en bissac ou en sablier*. L'organe est étranglé plus ou moins près des orifices, en général plus près du pylore que du cardia (*fig. 3*). Il présente deux poches : *poche cardiaque*, plus grande, qui tend à prendre des dimensions de plus en plus grandes, et *poche pilorique*, plus petite. Quand la poche pylorique est développée, c'est qu'il existe en même temps une sténose du pylore.

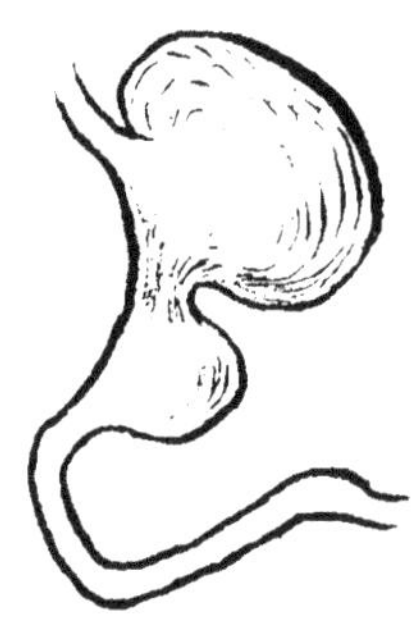

Fig. 3. — Estomac biloculaire.

Le diagnostic de cette affection se fait d'après les signes rationnels de sténose avec dilatation confinée à l'hypochondre gauche, bruit de glouglou, constatation de l'ectasie paradoxale, et le résultat de l'insufflation, de la radiographie et de la radioscopie.

Le traitement chirurgical de l'estomac en bissac consiste, soit à réséquer le rétrécissement, soit à anastomoser la poche cardiaque et la poche pylorique (*gastro-gastrostomie*), soit à pratiquer la gastro-entérostomie. L'anastomose avec l'intestin se fait soit la poche gastrique seule ou sur les deux poches (gastro-entérostomie double en Y).

L'opération de choix est la gastrostomie sus-stricturale, faite au niveau de la poche cardiaque.

Dans un cas de ce genre que j'ai opéré, il s'agissait d'une malade souffrant de l'estomac depuis treize ans, cachectique et arrivée au dernier degré de l'amaigrissement. Elle présentait, avec un passé ulcéreux, des signes de sténose avec biloculation de l'estomac. Je trouve, à l'opération, une anse d'intestin grêle adhérente sur la face antérieure de la zone rétrécie située vers le milieu de l'organe, plus près cependant du pylore que du cardia. En détachant l'intestin, je constate qu'il communique largement avec l'estomac. Cette communication entre les deux viscères expliquait la dénutrition excessive de la malade. Je fis la résection des bords indurés de la fistule gastrique et intestinale que je suturai à l'aide de trois plans de suture. Je terminai par une gastro-entérostomie postérieure faite au point déclive de la poche cardiaque.

F). **Perforations de l'estomac.** — Si je cite la perforation de l'estomac comme indication de la gastro-entérostomie, c'est que certains auteurs la conseillent comme complément de la suture, *pour soulager cette suture*. Cette conception est discutable, d'autant plus que l'état du malade permet rarement cette opération complémentaire.

Je n'ai pas fait de gastro-entérostomie dans les quatre cas de perforation de l'estomac où je suis intervenu et me suis contenté d'oblitérer directement la perforation par la suture — l'épiploon étant amené par dessus — de nettoyer le péritoine et d'établir un vaste drainage. J'ai obtenu ainsi trois succès ; le quatrième malade a été enlevé tardivement par un abcès sous-phrénique.

De nombreuses perforations gastriques m'ont été présentées trop tard pour que l'intervention me parut présenter la moindre chance de succès. En fait de septicémie péritonéale, je m'abstiens quand je suis en présence d'un malade à extrémités refroidies, avec le pouls imperceptible ou nul, et présentant cette béatitude terminale qui précède la mort.

Opérée dans les premières heures, la perforation donne une mortalité de 50 °/ₒ dans la statistique de Mayo-Robson. Dans un travail de Heaton, elle est de 28 °/ₒ quand l'opération a lieu dans les douze premières heures, et de 90 °/ₒ quand on intervient de vingt-quatre à quarante-huit heures après la perforation.

Le principal élément de guérison dans les perforations de l'estomac est donc « *la rapidité, la précocité de l'intervention* ».

G). **Transformation de l'ulcère en cancer.** — La réalité de la transformation de l'ulcère en cancer a été mise hors de doute par les travaux de Hayem, Dieulafoy, Œttinger. Les symptômes sont ceux d'un ulcère chronique avec son cortège de douleurs et de vomissements présentant quelques particularités cliniques qui peuvent mettre sur la voie du diagnostic. Ce point important ne peut être abordé ici et je me bornerai à dire avec Œttinger que « si en présence d'un malade qui a offert les symptômes classiques de l'ulcère, on voit les douleurs persister, tenaces, violentes : si l'amaigrissement, l'anémie surtout se prononcent et s'accusent davantage, si l'on voit survenir des vomissements incessants, des gastrorrhagies noirâtres, du melœna, on devra songer à la possibilité d'une cancérisation. »

Le traitement qui s'impose, dès que le diagnostic est soupçonné, est l'intervention chirurgicale.

Si la lésion est extirpable, on procèdera à la pylorogastrectomie. Mais, le plus souvent, quand on intervient pour ulcéro-cancer, il est trop tard pour faire une opération radicale et on doit se contenter d'une gastro-entérostomie, qui calmera pendant quelque temps les symptômes dont souffre le malade.

H). **Ulcère du duodénum.** — La gastro-entérostomie est indiquée dans l'ulcère du duodénum au même titre que dans les ulcères juxta-pyloriques. Le mémoire de Bucquoy, et les travaux modernes sur l'ulcère du duodénum, tel que l'ouvrage tout récent de Moynihan « *Duodénal ulcer* » (Londres 1910) donnent de cette affection des symptômes calqués sur ceux de l'ulcère juxta-pylorique. On peut se demander si le grand nombre d'ulcères observés par Mayo et Moynihan ne tient pas à une confusion et si ces auteurs n'appellent pas ulcères du duodénum ceux que nous désignons en France sous le nom d'ulcères juxta-pyloriques, cette dénomination comprenant les ulcères situés dans le voisinage du pylore, à un ou deux centimètres en aval vers le duodénum. L'étude des observations et l'examen des figures de l'ouvrage de Moynihan au chapitre « *Chronic Duodénal ulcer* » ne permettent aucun doute sur ce sujet (*fig. IV*).

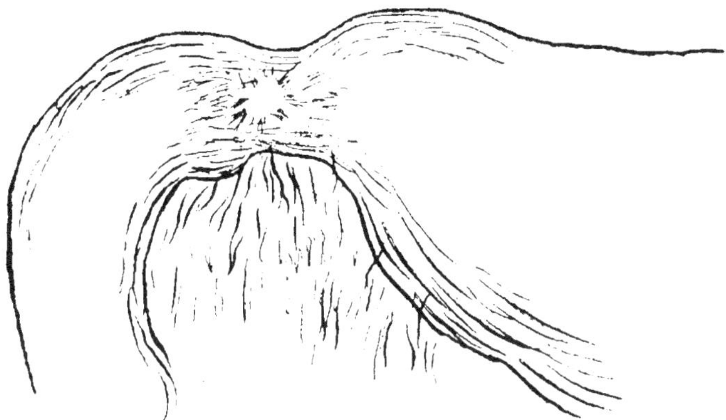

Fig. I. — Ulcère du pylore figuré dans Moynihan comme ulcère du duodonum.

L'ulcère du duodénum peut, par sa cicatrisation, amener un rétrécissement de l'intestin dont l'histoire clinique se confond avec celle de la sténose pylorique. Toutefois, si la sténose siège au-dessous de l'ampoule de Vater, la présence de bile et de suc pancréatique dans les vomissements peut être un des signes cliniques spéciaux de la sténose duodénale. Dans d'autres circonstances, la cicatrice de l'ulcus, si elle siège dans la région vatérienne peut amener une oblitération des conduits biliaires et pancréatiques se traduisant par les symptômes connus du *drame pancréatico-biliaire*.

EXAMEN DU FONCTIONNEMENT MÉCANIQUE DE L'ESTOMAC

Il me reste, après cet aperçu des indications de la gastro-entérostomie, à exposer un point essentiellement pratique : *Comment se fait le fonctionnement mécanique de l'estomac chez un malade supposé atteint de rétrécissement du pylore ?*

C'est là une question primordiale qui domine toute la pathologie gastrique. Le médecin doit la résoudre avec les moyens dont il dispose et nous verrons que rien n'est plus facile. C'est de sa solution que dépend l'indication opératoire. Je ferai connaître la marche que je suis dans l'examen des fonctions mécaniques de l'estomac et qui se rapproche de celle de M. Bourget (de Lausanne).

J'ai insisté sur ce fait qu'en dehors des douleurs dues à l'ulcère du pylore et que le médecin ne soulage pas, et des hémorrhagies chroniques à répétition, ayant la même origine, l'opération est indiquée quand il existe *de la stase gastrique* due à la sténose du pylore.

J'ai fait exception pour quelques cas rares de sténose sans stase dans lesquels l'élément douleur, le syndrome pylorique est dominant et rebelle à tout traitement. Mais ces cas de sténose sans stase rentrent dans la catégorie des ulcères juxta-pyloriques s'accompagnant du syndrome pylorique et l'indication est en rapport avec la douleur.

Dans la pathologie stomacale, c'est le fonctionnement du pylore qui joue le rôle prépondérant. La question du chimisme gastrique a bien son importance et l'analyse du suc gastrique peut être utile dans quelques cas. Mais elle cède le pas à la manière dont se fait l'évacuation de l'estomac. Pour en faire le diagnostic exact, il est nécessaire de procéder à un examen basé sur un certain nombre de recherches, car on ne peut se fier aux symptômes cliniques. Ne rencontre-t-on pas, en effet, des rétrécissements du pylore même très serrés chez des malades qui n'ont jamais vomi ? Tout dernièrement encore, j'ai opéré une sténose fibreuse avec dilatation et tension considérables de l'estomac. Ce dernier mettait plusieurs heures à déverser son contenu dans l'intestin, pendant lesquelles les douleurs étaient violentes. Le malade demandait à être soulagé par le tubage qui ramenait des aliments absorbés depuis plusieurs jours. *Ce malade n'avait jamais présenté le moindre vomissement.* Il me disait que six ou sept heures après le repas il était obligé de déboutonner le pantalon, à cause de la distension de l'épigastre. Et cependant il n'avait jamais vomi. La guérison a été parfaite. Ce malade n'est pas compris dans le tableau de mes interventions parce que j'ai arrêté ma statistique à Décembre 1909, les opérations trop récentes ne pouvant être contrôlées au point de vue des résultats thérapeutiques.

Il est cependant des cas, et c'est la règle, où le diagnostic de sténose pylorique est évident. Dans d'autres circonstances, les symptômes éprouvés par le malade et analysés par le médecin, mettent sur la voie du diagnostic qui est confirmé par l'examen méthodique de l'estomac.

Pour asseoir son opinion sur des bases indiscutables, il faut se rendre compte :

A) Du degré de dilatation de l'estomac, *ce qui est accessoire ;*

B) De la faculté évacuatrice de l'estomac, *notion fondamentale.*

A. — De nombreux procédés cliniques permettent de déceler la dilatation de l'estomac (absorption de poudres effervescentes, radiographie, radioscopie). Je ne retiendrai que l'*insufflation directe de l'estomac.* Elle n'exige qu'une sonde molle et la soufflerie du thermocautaire, préalablement jaugé. Chez l'adulte, l'estomac normal tolère de 700 à 900^{cc}. d'air. Un estomac, moyennement dilaté, contient 1.200 à 1.500^{cc}. Les grandes dilatations vont jusqu'à 2.000, 3.000, 5.000^{cc}. La limite de distension est indiquée par le malade lui-même qui ressent, dès qu'elle est atteinte, une douleur aiguë à l'épigastre. L'insufflation doit être faite après évacuation préalable de l'estomac et avec la même sonde. On réduit ainsi au minimum les sensations pénibles pour le malade. Quand l'estomac est bien insufflé, sa forme, ses dimensions sont facilement explorées. L'examen du pylore est grandement facilité.

B. — La recherche de la façon dont l'estomac vide son contenu dans l'intestin est la plus importante que puisse faire le médecin. Cette évacuation se fait d'une façon rythmée. Elle est retardée d'autant plus que la masse à évacuer est plus grande et exige un travail digestif plus important. Sur des estomacs normaux d'adulte, *avec le même repas*, l'évacuation se fait avec une invariabilité absolue. Aussi, pour avoir des renseignements précis, est-il nécessaire de donner toujours le même repas dit *« repas d'épreuve »*. Parmi tous ceux qui ont été proposés, j'ai adopté le repas d'épreuve de M. Bourget, composé de :

200 centimètres cubes de bouillon.
100 grammes de viande hachée.
50 grammes de pain.
6 pruneaux cuits, ou quelques raisins de Corinthe.

Avec ce repas, *après trois heures*, l'estomac normal est vide ou ne contient que des débris insignifiants (Bourget). En se basant sur ce fait on peut, par comparaison, apprécier le pouvoir évacuant des estomacs pathologiques.

Quand, sept heures après l'ingestion d'un pareil repas, l'estomac contient de la bouillie alimentaire, c'est que le pylore ne fonctionne pas librement, qu'il s'agisse de spasme ou de stricture fibreuse. La stagnation augmente avec la diminution du calibre du pylore. Il faut toutefois tenir compte du pouvoir contractile de la couche musculaire de l'estomac. Au repas introduit s'ajoute le suc gastrique sécrété, en quantité quelquefois considérable. Quant aux peaux de pruneaux et aux gousses de raisins, elles passent difficilement à travers un pylore tant soit peu rétréci. Elles sont toujours facilement reconnaissables dans la bouillie retirée par la sonde.

L'examen méthodique de l'estomac se fait de la façon suivante :

Lorsque le malade présente une forte dilatation, avec clapotage sous-ombilical, tension permanente de l'épigastre, ondulations péristaltiques, et des vomissements abondants, chaque jour ou tous les deux jours contenant des aliments absorbés la veille ou l'avant-veille, le diagnostic de sténose serrée est évident. Il peut être corroboré par un tubage immédiat de l'estomac qui ramènera des débris de légumes ingérés plusieurs jours auparavant. Il existe alors de la sténose évidente du pylore, quelle que soit d'ailleurs sa nature, *et la gastro-entérostomie immédiate sera le seul traitement à proposer.*

Supposons le cas le plus fréquent d'un malade atteint du syndrome de Reichmann avec un passé ulcéreux. Il s'agit de savoir si ce malade a de la stase.

Le soir, on lui fait prendre, après lavage préalable, le repas d'épreuve précité. On procède au tubage le lendemain matin, douze heures après l'absorption de ce repas et au lavage de l'estomac avec 200cc d'eau. Si la sonde ramène du résidu alimentaire mélangé à du liquide hypersécrété, et des peaux de pruneaux, on peut être certain qu'il existe une stricture du pylore, arrivée à un tel degré que la gastro-entérostomie est nécessaire.

Si le cathétérisme de la douzième heure est négatif, je donne un second repas avec sondage fait sept heures après son absorption. Si ce deuxième sondage est négatif, c'est que le pylore est suffisamment perméable. S'il ramène du résidu et des peaux de pruneaux c'est qu'il existe une sténose peu serrée, peut-être une simple rigidité du pylore avec contraction spasmodique. Le malade présentant ces particularités est soumis à un traitement médical bien dirigé et il sera opéré de gastro-entérostomie dans le cas où le traitement interne ne donnerait pas de résultat.

CHAPITRE II

MANUEL OPÉRATOIRE

PRÉPARATION DU MALADE — INSTRUMENTATION

La préparation du malade est la même que pour toute laparatomie, avec soins minutieux de la bouche. Le purgatif est inutile et même nuisible.

Je ne fais pas de lavage pré-opératoire de l'estomac. En tant qu'asepsie il est illusoire. Il est dangereux chez des malades épuisés dont il augmente le callapsus.

Les injections salines sous-cutanées sont indiquées quand l'état général du malade est précaire. Je donne 500 grammes de sérum la veille et 1.000 grammes le matin de l'opération à ceux de mes malades qui sont très débilités. Avec cette préparation bien simple, je suis intervenu chez des moribonds qui paraissaient ne pas pouvoir supporter l'opération, et qui ont très bien guéri. Il faut opérer vite, dans une salle bien chauffée, et avec le minimum d'anesthésique. C'est encore là le meilleur moyen préventif du shock post-opératoire.

Le champ opératoire est préparé de la façon suivante : la veille au soir, grand bain, puis savonnage de la peau et décapage à l'alcool. Une compresse sèche recouvre la région pendant la nuit. Au moment d'intervenir, dès le début de l'anesthésie, friction à l'alcool et badigeonnage à la teinture d'iode chloroformée.

C'est ainsi que je fais depuis un an l'asepsie pré-opératoire de la peau de tous mes malades et les résultats sont parfaits.

J'endors mes opérés à l'aide de l'appareil de Ricard et d'un mélange :

Chloroforme.................	2 parties.
Éther anesthésique..........	1 —
Alcool absolu................	1 —

qui présente de grands avantages. Les vomissements post-anesthésiques sont à peu près inconnus depuis que je me sers de ce mélange.

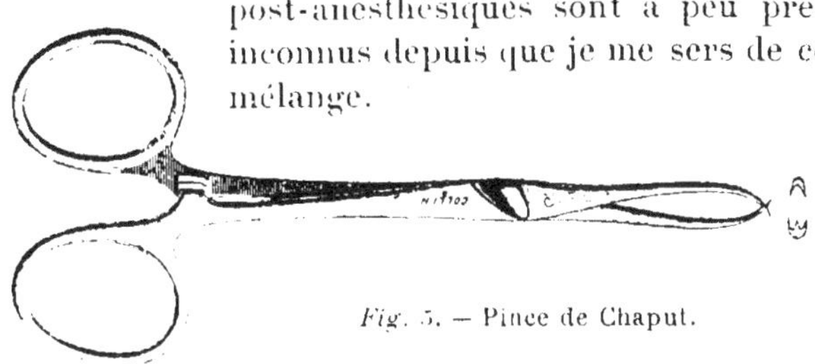

Fig. 5. — Pince de Chaput.

L'instrumentation est celle d'une opération courante. Pour affronter l'estomac et l'intestin, la pince à dents de souris *(fig. 5)* est commode. La suture des viscères est faite avec l'aiguille de couturière de Kirby *(fig. 6)*

Fig. 6. — Aiguille droite à chas fendu.

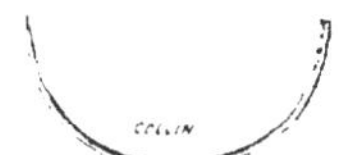

Fig. 7. — Aiguille courbe à chas fendu.

tenue à la main, ou avec l'aiguille courbe à chas fendu *(fig. 7)* et le porte-aiguille à déclanchement par pression

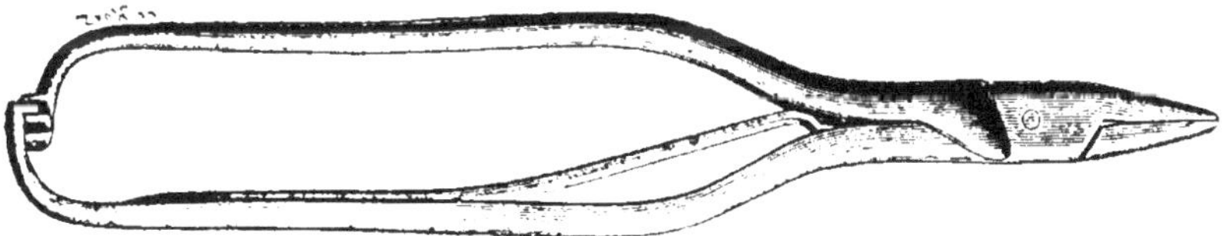

Fig. 8. — Pince à declanchement par pression.

(fig. 8). Le meilleur fil à suture est le fil de lin n° 130 et n° 150.

Je n'emploie jamais de bouton anastomotique. *Rien ne donne la sécurité d'une suture bien faite.*

La gastro-entérostomie doit être pratiquée dans une salle d'opérations bien éclairée et dont le chauffage puisse être réglé à volonté *(fig. 9)*. Je me sers d'une

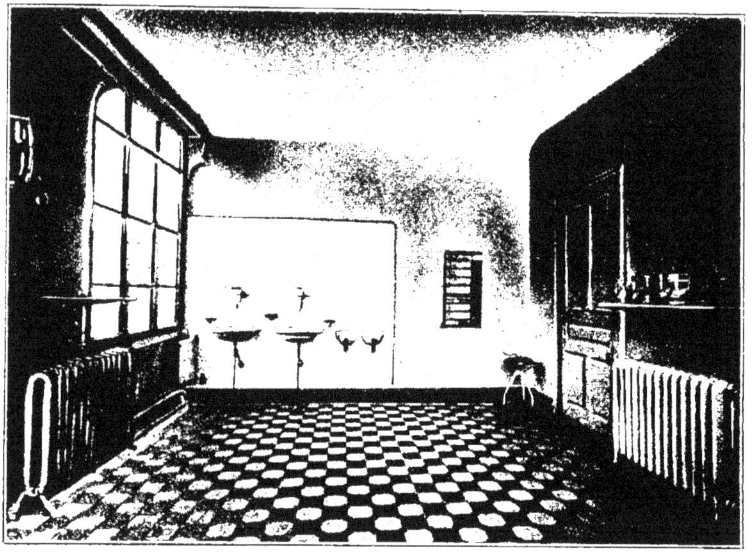

Fig. 9. — Salle d'opérations de ma clinique (côté du lavabo).

table à modifications que j'ai fait construire par M. Adnet, et dont le plateau placé sous le siège et le dos du malade peut être chauffé à l'eau chaude *(fig. 10)*.

Il est banal d'ajouter que l'eau, les instruments, les compresses, les fils seront stérilisés rigoureusement. Toute la stérilisation, *souvent contrôlée*, se fait à ma clinique à l'aide d'un autoclave réglé à cinq atmosphères et donnant 152 degrés *(fig. 11)*. Les instruments sont stérilisés à cette température dans un bain de borate de soude. Les compresses sont passées deux fois à 152 degrés, comme pour toutes les interventions abdominales. On voit que l'asepsie est obtenue aussi simplement que possible, à l'aide d'un appareil unique. *Mes résultats opératoires prouvent qu'elle est mathématique.*

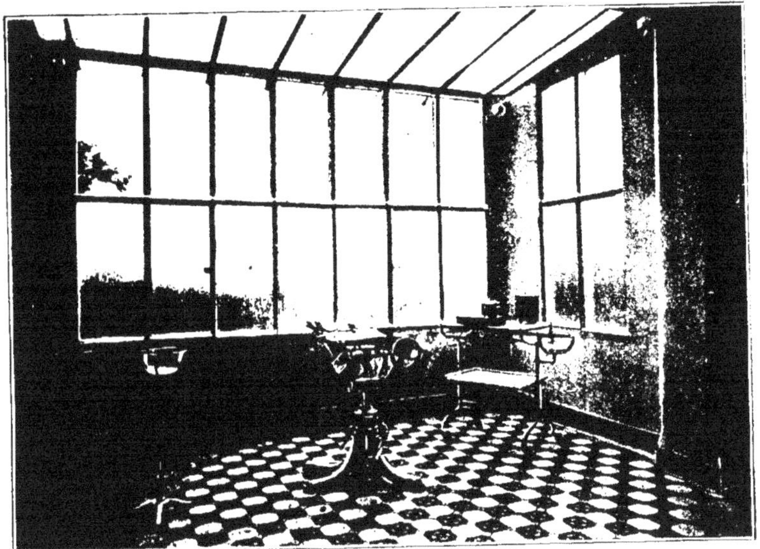

Fig. 10. — Salle d'opérations de ma clinique (côté vitré).

OPÉRATION

L'orifice de communication entre l'estomac et l'intestin peut être placé sur la face antérieure ou sur la face postérieure de l'estomac. Dans le premier cas, la gastro-entérostomie est *antérieure* : dans le deuxième la gastro-entérostomie est *postérieure*.

On n'a recours à la gastro-entérostomie antérieure (*Procédé* de Wolfler) que quand la postérieure est impraticable. Elle est abandonnée de tous les chirurgiens, sauf dans quelques cas bien déterminés.

Parmi les divers procédés de gastro-entérostomie postérieure il en est deux, l'*Y de Roux* et l'*anastomose latérale de Von Hacker,* qui se partagent la faveur des chirurgiens. Celui-ci l'emporte par la simplicité et la rapidité :

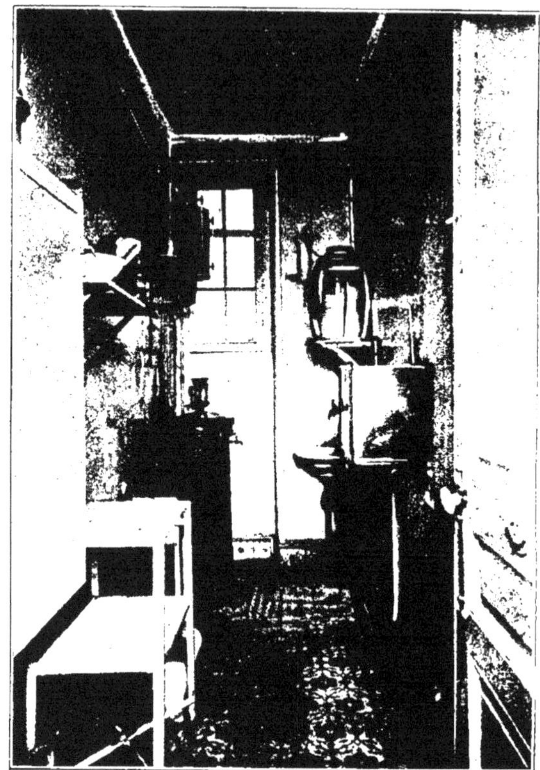

Fig. 11. — Cabinet de stérilisation.

celui-là par la perfection dans le fonctionnement de la nouvelle bouche. Je donne plus loin le résumé de la technique de ces deux opérations.

Il est un autre procédé qui est moins connu et moins

employé, bien qu'il réunisse les avantages des deux premiers : *c'est la gastro-entérostomie à suspension verticale* (1), sur laquelle j'ai appelé l'attention il y a plus de deux ans après MM. Ricard et Chevrier. Les résultats que m'a donnés la suspension verticale sont tels que c'est ce procédé que j'emploierai à l'avenir.

Gastro-Entérostomie postérieure à suspension verticale.

I. — Incision de la paroi abdominale. — Laparotomie sus-ombilicale un peu à gauche de la ligne médiane. On peut la prolonger au-dessous de l'ombilic, quand l'estomac est très dilaté.

II. — *L'exploration de l'estomac*, faite avec le plus grand soin, confirme ou modifie le diagnostic clinique, renseigne sur l'étendue et la nature des lésions, sur les adhérences aux organes voisins et sur le degré de rétrécissement du pylore.

III. — Le grand épiploon, le colon transverse et l'estomac sont attirés, rabattus en haut et protégés par des compresses. On a sous les yeux le feuillet postérieur du mésocolon transverse auquel on fait une incision de 5 à 6 centimètres, parallèle aux vaisseaux, entre deux arcades, un peu à gauche de la ligne médiane.

IV. — Par la boutonnière méso-colique, la paroi postérieure de l'estomac est amenée au dehors, jusqu'au voisinage de la petite courbure. La partie de l'estomac ainsi attirée *est placée dans une situation verticale (fig. 12)* et sa base est suturée aux bords de la brèche méso-colique.

---

(1) LAFOURCADE : *Gastro-entérostomie à suspension verticale* « La Clinique », 28 Février 1908, et Thèse VAQUIER, Bordeaux, Avril 1908.

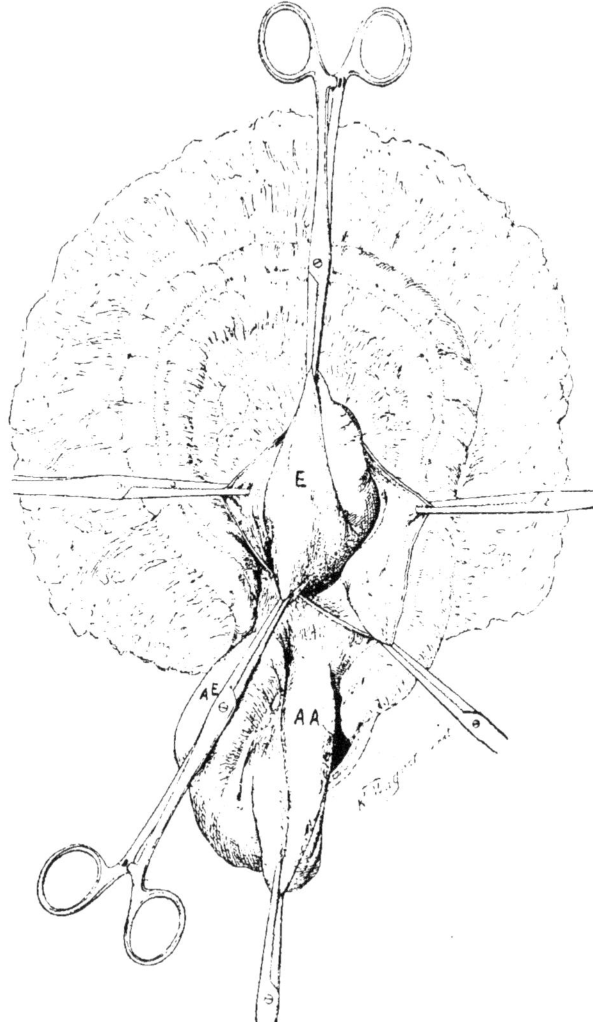

Fig. 12. — Le mésocôlon a été effondré. L'opérateur a attiré l'estomac jusqu'à ce qu'il ait la sensation de résistance. La petite courbure est en bas. Les doigts de l'opérateur, glissés le long de la colonne vertébrale, ont ramené une anse qui est la bonne car elle tient dans la profondeur (d'après GAUDEMET).

On se porte ensuite sur l'angle duodéno-jéjunal, situé à gauche de la deuxième lombaire, sous le muscle de Treitz. L'anse jéjunale qui lui fait suite est saisie et attirée au dehors.

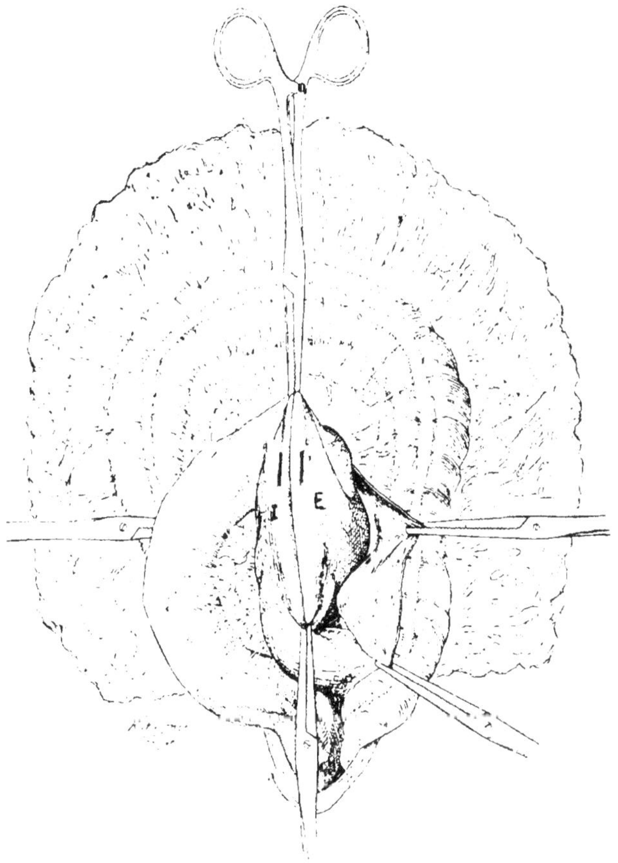

Fig. 13. — L'opérateur a rapproché *ce qui tient* du côté stomacal (petite courbare) *de ce qui tient* du côté intestinal (angle duodéno-jejunal). Deux pinces maintiennent l'intestin accolé à la face postérieure de l'estomac. Tout est en bonne place pour la création de la bouche (d'après GAUDEMET).

La cavité péritonéale étant bien protégée à l'aide de compresses, l'intestin est accolé sur le droit de l'estomac dans toute l'étendue de sa partie extériorisée *(fig. 13)*, la petite courbure répondant à l'angle duodéno-jéjunal, la grande courbure à la portion libre du jéjunum. La résistance à la traction du côté de l'estomac doit être la même que celle que l'on ressent du côté de l'intestin. Les deux viscères sont affrontés sans le moindre tiraillement, et deux pinces à dents de souris les maintiennent en contact.

V. — *Création de la bouche anastomotique.* — Les parties à anastomoses étant bien en place, on procède à la création de la bouche anastomotique, qui comprend les temps suivants :

a) Surjet séro-séreux postérieur.

b) Ouverture de l'intestin et de l'estomac.

c) Surjet total postérieur et antérieur.

d) Surjet séro-séreux antérieur.

A) L'aide tirant sur les pinces à dents de souris de façon à tendre la ligne d'accolement, on fait un premier surjet, *dit surjet séro-séreux postérieur,* de bas en haut, allant de la petite vers la grande courbure *(fig. 14)*. Les extrémités du fil de ce surjet séro-séreux sont repérées.

B) L'intestin est ensuite ouvert le premier à un demi-centimètre du surjet séro-séreux, dans l'étendue de trois centimètres et demi environ. *L'incision se fait seulement sur la partie supérieure de l'anse qui a été fixée, aussi près que possible de la grande courbure de l'estomac.* On la fait dans la direction de l'anse.

L'incision de l'estomac est faite en regard de celle de l'intestin *(fig. 14)*.

C) Les parois des deux viscères étant repérées, les bords de l'ouverture intestinale sont unis d'une façon intime aux bords de l'ouverture gastrique. On prend d'un seul coup la paroi de l'intestin et celle de l'estomac, en

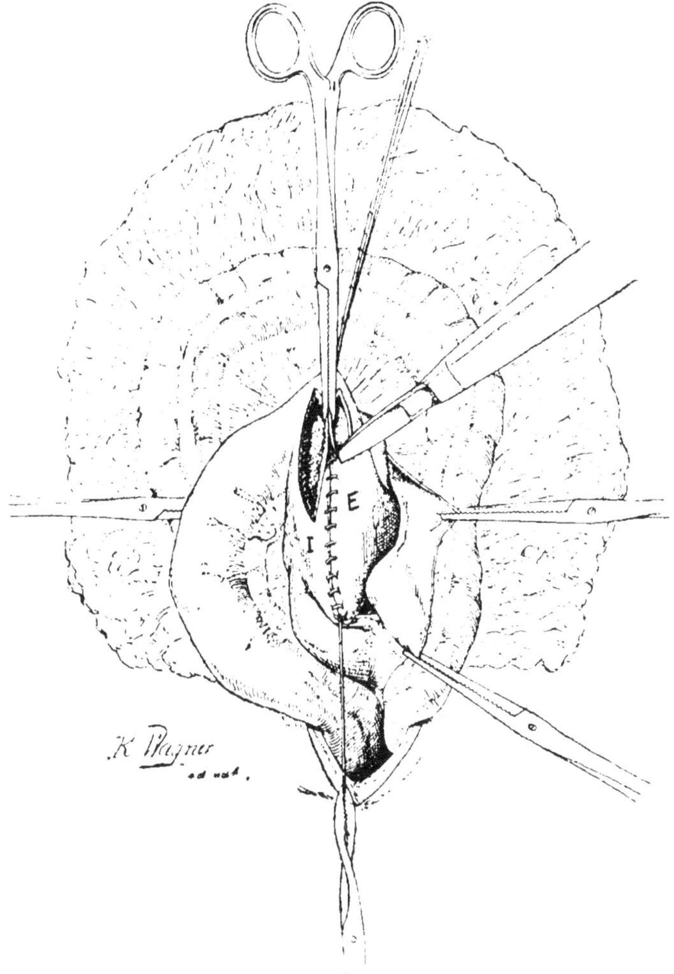

Fig. 11. — Le premier surjet séro-séreux est fait. L'incision intestinale est faite la première, car l'intestin est toujours vide. Elle n'est faite qu'à la partie supérieure de l'anse qui deviendra inférieure quand celle-ci, réduite, aura repris sa situation normale. Le bistouri incise l'estomac en regard de la bouche intestinale (d'après GAUDEMET).

saisissant les muqueuses près de leur bord. Le surjet total postérieur est fait de bas en haut *(fig. 15)*, l'angle

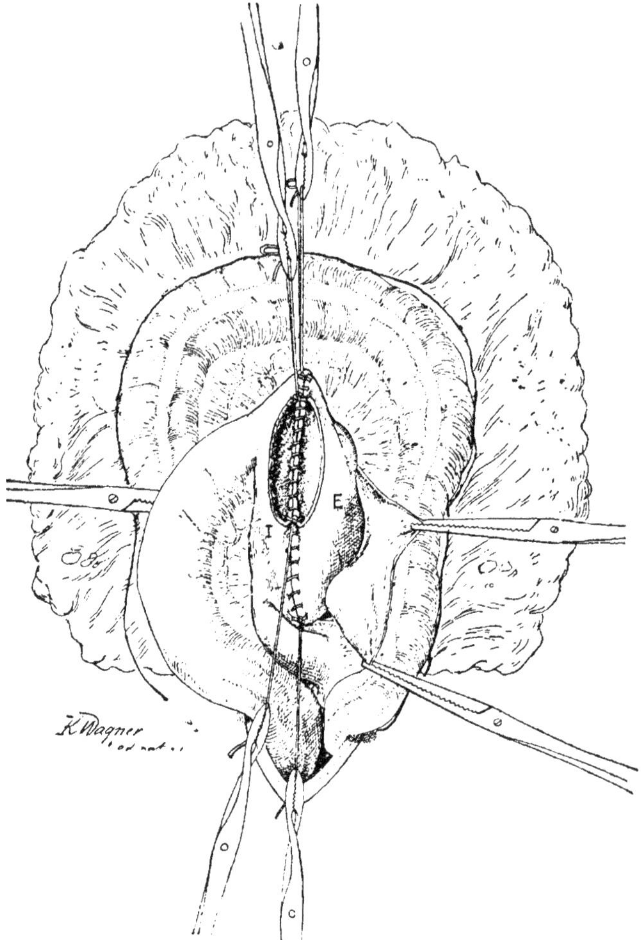

Fig. 15. — Le surjet total postérieur est fait. Les lèvres des incisions stomacale et intestinale avaient été repérées et accolées par des pinces qui ont permis de les traverser d'un seul coup d'aiguille. Ces pinces sont enlevées (d'après GAUDEMET).

supérieur des incisions est suturé et on procède de haut en bas pour le surjet total antérieur. On arrive ainsi au point de départ (*fig. 16*) où les extrémités des fils du

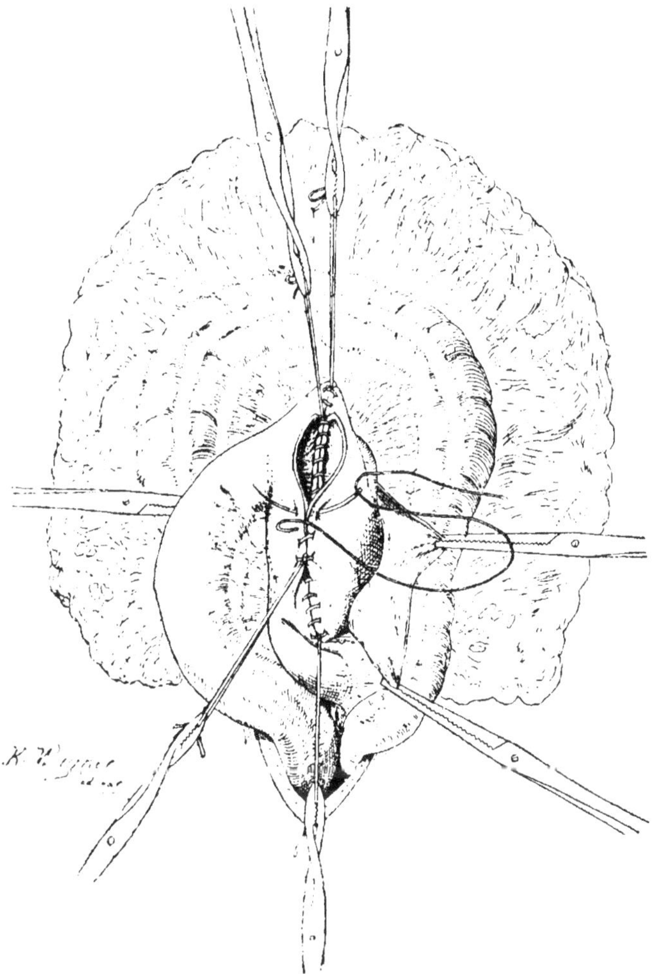

Fig. 16. — L'aiguille a déjà fait un tiers du deuxième surjet total (d'après GAUDEMET).

surjet total sont nouées ensemble. La communication entre les deux viscères est ainsi hermétiquement fermée.

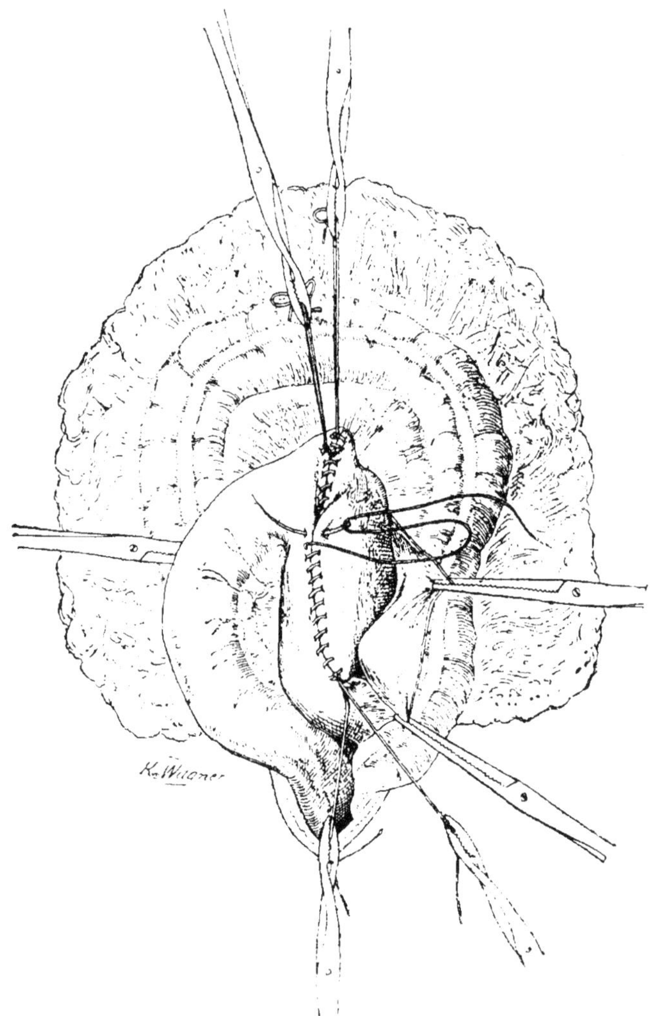

Fig. 17. — L'aiguille achève le deuxième surjet séro-séreux qui sera solidarisé avec le postérieur (d'après GAUDEMET).

Si quelques franges muqueuses font saillie à travers la suture, elles sont excisées.

D) *Surjet séro-séreux antérieur.* — Pour enfouir la suture totale en avant, on continue le surjet séro-séreux antérieur, en se servant du fil primitivement repéré. Ce surjet est fait d'arrière en avant et il est arrêté à l'extrémité antérieure du surjet séro-séreux postérieur. Les deux fils sont noués ensemble et l'opération est terminée (*fig. 17*).

VI. — Les viscères dont l'aspect est celui de la (*fig. 18*) sont réduits dans le ventre, après

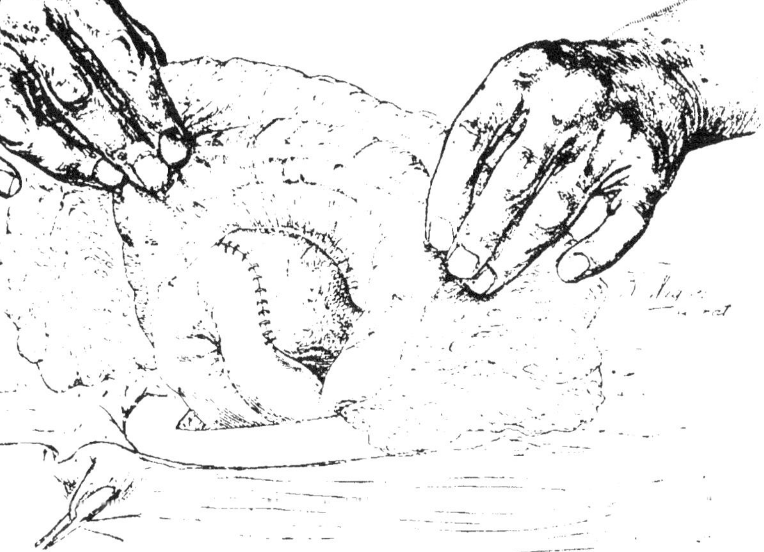

Fig. 18. — L'anastomose est terminée. Les mains de l'opérateur ébauchent le mouvement de bascule qui s'achèvera quand les viscères vont rentrer dans l'estomac. Ce qui était supérieur au cours de l'opération, c'est-à-dire la néo-bouche, va devenir inférieur. Ce qui était inférieur, c'est-à-dire la partie de la suture séro-séreuse qui dépasse la bouche, va devenir supérieur. Ainsi se trouve réalisée la suspension haute (d'après GAUDEMET).

toilette des bords de la suture. Il suffit de soulever la paroi abdominale et de repousser doucement les parties anastomosées.

Quand les organes sont remis en place, l'intestin descend verticalement accolé à la face postérieure de l'estomac sur toute la hauteur de cette dernière. La partie inférieure seule de cette fusion correspond à la bouche, la moitié supérieure se trouvant en suspension *(fig. 19)*. La bouche se trouve sur l'estomac en un point très déclive.

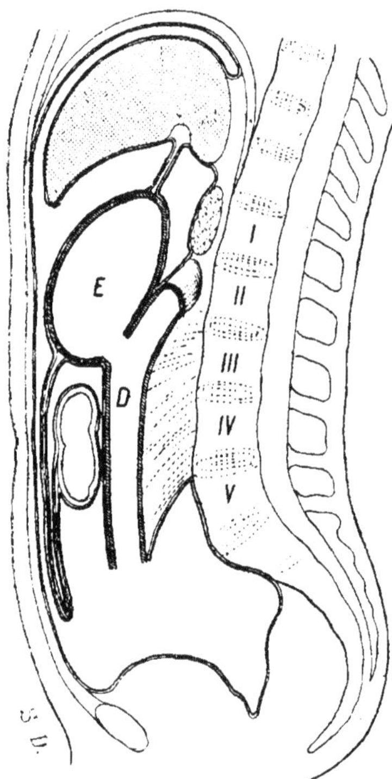

Fig. 19. — E, estomac ; D, jéjunum.
La bouche gastro-jéjunale est au point déclive de l'estomac. Les parties étant mises en place, le jéjunum tombe verticalement, sans angle, derrière l'estomac.

VII. — *Suture à étages de la paroi abdominale.* — Durée de l'opération, de 20 à 25 minutes.

La suspension verticale est d'une exécution aussi rapide que l'anastomose latérale de Von Hacker. C'est en somme la même opération avec une direction différente donnée à l'anse.

Ce qui différencie la suspension verticale du procédé de Petersen où les viscères sont anastomosés à l'aide d'un bouton de Murphy, dans une direction verticale, c'est la fusion de l'anse intestinale dans toute l'étendue de la face postérieure de l'estomac.

La suspension verticale a sur l'Y de Roux l'avantage de la simplicité. Elle rend impossible la formation d'un éperon au niveau de la bouche de nouvelle formation. L'angle duodéno-jéjunal répond à la 2e lombaire, la petite courbure de l'estomac à la première lombaire. C'est dire qu'il ne peut exister de coude à la partie supérieure de l'anastomose, à la condition de ne pas laisser une trop grande longueur d'intestin entre cette partie et l'angle duodéno-jéjunal.

L'anse anastomosée est verticale. Le contenu gastrique passe dans la branche descendante, sans pouvoir remonter vers le duodénum.

Gastro-entérostomie postérieure transversale (Von Hacker). — Les premiers temps sont semblables à ceux de la suspension verticale. Ce qui différencie les

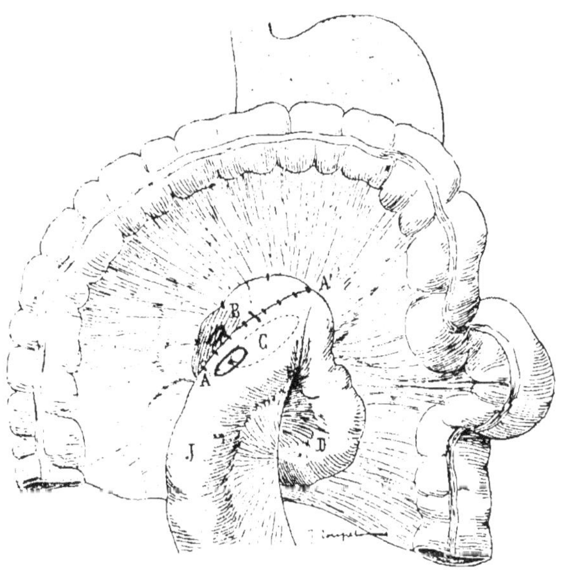

Fig. 20. — Anastomose transversale de Von Hacker.

deux opérations c'est que dans le Von Hacker, l'estomac et le jéjunum sont affrontés suivant une ligne transversale, légèrement oblique en bas et à droite (*fig. 20*), tandis que dans la suspension verticale, l'affrontement se fait suivant une ligne sagittale et directe de bas en haut. Les sutures sont les mêmes dans les deux procédés.

L'orifice de communication entre l'estomac et l'intestin est placé en face de la branche intestinale efférente, vers le droit de la ligne d'anastomose.

Dans la grande majorité des cas, le fonctionnement de la bouche obtenue par le procédé de Von Hacker fonctionne régulièrement. Mais il n'en est pas toujours ainsi. J'y ai eu recours pendant quelque temps et mes trente-trois premières gastro-entérostomies pour affections non cancéreuses de l'estomac ont été des anastomoses transversales. Je l'ai abandonné pour la suspension verticale à la suite de deux résultats fonctionnels défectueux. Dans deux circonstances (sténose cicatricielle, ulcère sténosant du pylore), avec une anastomose latérale faite suivant toutes les règles, les opérés ont présenté du reflux biliaire gênant et pénible. Dans un des cas, il a disparu spontanément : dans l'autre, où le reflux avait débuté trois mois après la gastro-entérostomie, il a résisté aux lavages et deux opérations complémentaires — entéro-anastomoses simples et transformation de la bouche en Y de Roux — ont été nécessaires.

Gastro-Entérostomie Ypsiliforme ou en Y, de Roux. — Voici la technique de la gastro-entérostomie préconisée par M. Roux :

L'incision abdominale faite, quatre doigts reconnaissent l'existence d'une tumeur, de glandes, ses attaches, les chances d'une opération complète. En cas de sténose non cancéreuse, le pylore est attiré au dehors et contrôlé.

La gastro-entérostomie décidée, on attire le colon transverse au dehors, on l'étend, on étale son méso. A sa base, la main droite va saisir à gauche de la colonne vertébrale, la première anse du jéjunum, fixée au ligament de Treitz. Cette anse attirée, on effondre à droite de la ligne médiane le méso-colon dans une arcade artérielle de première grandeur, sans perdre une goutte de sang, et on saisit.

par la face postérieure, la poche prépylorique qu'on amène en regard de l'anse jéjunale, hors de l'abdomen, en lâchant le colon. Cette manœuvre prend moins d'une minute.

Le jéjunum, après avoir vidé l'espace intermédiaire, est sectionné entre deux pinces de Kocher, à 20, 30 ou 40 centimètres du ligament de Treitz, en un endroit où il est aussi large que possible, et l'incision s'étend jusqu'à la première bifurcation artérielle. Le bout supérieur est enveloppé dans une compresse et garé à gauche.

Le bout inférieur est approché de la grande courbure, au point choisi, une compresse étant placée entre l'intestin et l'estomac. On procède alors à l'anastomose :

1° Suture séro-séreuse à 1 centimètre de la grande courbure, parallèle à celle-ci. Suture continue, à l'aiguille de couturière et à la soie. Tous les trois ou quatre points, l'aiguille est passée dans l'anse du fil pour « *arrêter* » ;

2° Incision au bistouri de la séro-musculaire intestinale et stomacale à 1/2 centimètre de la suture — puis suture séro-musculaire continue ;

3° Incision de la muqueuse stomacale. Section du jéjunum. Suture muco-muqueuse à la soie, faisant tout le tour de l'ouverture en un seul temps ;

4° Suture séro-musculaire antérieure ;

5° Suture séro-séreuse antérieure ;

6° On laisse glisser l'estomac dans la brèche du méso et on fixe les bords de celle-ci en collerette par trois ou quatre points sur la ligne de suture.

On termine par l'anastomose jéjuno-jéjunale. Un clamp est placé près du nouveau pylore sur l'anse inférieure. Sur cette anse à 20, 30 centimètres de l'estomac, on approche le bout supérieur du jéjunum et on l'implante perpendiculairement, comme on l'a fait pour l'estomac. L'incision est parallèle à l'axe de l'intestin.

L'abouchement jéjuno-jéjunal se fait exactement comme le précédent.

Les deux anastomoses terminées, on fixe par un petit nombre de points les bords de la section mésentirique.

Les parties, quand l'opération est terminée, présentent la disposition figurée ci-contre (*fig.* 21).

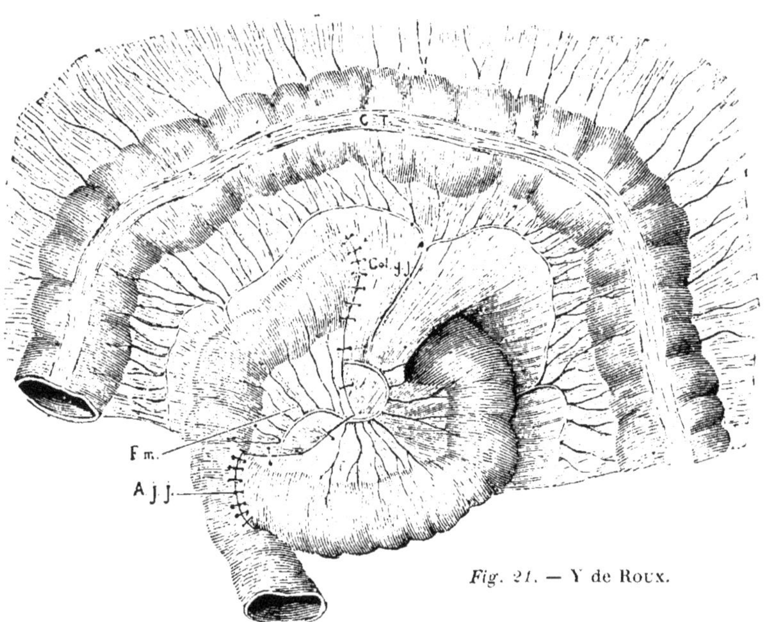

Fig. 21. — Y de Roux.

Col. g. j., collerette gastro-jéjunale ; *F. m.*, feuillet mésentérique ; *A. j. j.*, abouchement jéjuno-jéjunal.

La gastro-entérostomie en Y ne comporte ni cercle vicieux, ni régurgitation de bile. On ne peut lui reprocher que la longueur d'exécution qui comprend deux opérations d'anastomose : 1° anastomose gastro-jéjunale : 2° anastomose jéjuno-jéjunale.

SUITES OPÉRATOIRES

Les suites opératoires sont des plus simples, sans réaction fébrile, sans modification du pouls. Dès que les ennuis de l'anesthésie sont passés, et ils sont presque toujours nuls ou insignifiants avec le mélange A. C. E. et que quelques sensations douloureuses se sont évanouies, l'opéré boit de l'eau sucrée.

Sérum et huile camphrée s'il y a eu un peu de dépression.

Le lendemain, le malade prend du tilleul, du thé, du bouillon dégraissé, sans ressentir ni pesanteur épigastrique, ni sensation de plénitude. Je ne donne ni champagne, ni boissons gazeuses qui ont l'inconvénient de dilater l'estomac. Le malade éprouve une sensation de bien-être qu'il ignorait depuis longtemps, l'estomac ne subissant plus de tension après l'ingestion. Dès le troisième jour, l'alimentation est augmentée : purées légères, bouillies, marmelades de fruits, poudre de viande, viande hachée. Le sixième jour, le malade est en pleine convalescence. Il faut surveiller les excès de l'alimentation dus à une faim quelquefois vorace et donnant lieu à des indigestions.

Dans quelques cas, on observe des signes de gêne dans le fonctionnement de la nouvelle bouche qui sont dus à l'œdème de ses bords, et des symptômes de fermentation gastrique, le tout cédant à un ou deux lavages de l'estomac.

Le plus grand nombre de mes opérés se lève le deuxième jour après l'opération. Quelques-uns ont quitté le lit dès le lendemain. Le lever précoce n'a jamais eu la moindre conséquence fâcheuse. Il a l'avantage de diminuer le temps de la convalescence. La gastro-entérostomie est la seule intervention abdominale après laquelle je permette aux malades de se lever aussi rapidement.

Le premier pansement est fait le dixième jour. Les fils sont enlevés à ce moment et la plaie n'est protégée que par un emplâtre.

On voit, par ce qui précède, combien la gastro-entérostomie a perdu de sa gravité d'antan. Sa bénignité peut être comparée à celle de l'appendicite à froid.

Pour être complet, il me faut parler des complications post-opératoires possibles, *bien que je n'en ai jamais observé.*

COMPLICATIONS

Le collapsus, la péritonite s'observent après la gastro-entérostomie, comme après toute laparatonie. L'hémorrhagie stomacale, la fermentation gastrique avec un peu de fièvre, l'étranglement interne, les manifestations inflammatoires du côté des bronches et des poumons sont des complications que l'on peut observer.

Comme accident propre à la gastro-entérostomie, je citerai :

a) le circulus viciosus ;
b) l'ulcère peptique du duodénum.

A) Circulus Viciosus. — On a donné le nom de circulus viciosus à des vomissements alimentaires et bilieux, abondants, incoercibles, se terminant par la mort si on n'intervient pas rapidement et dus à un fonctionnement défectueux de l'anastomose gastro-intestinale. Le contenu de l'estomac reflue dans le bout intestinal supérieur et la bile est évacuée en totalité par l'estomac.

Cette complication survient dans le Von Hacker, ou anastomose transversale, quand l'intestin est accolé à l'estomac sur une étendue insuffisante et que les branches de l'intestin sont placées en canon de fusil avec éperon séparant les orifices des deux bouts. Elle est la conséquence d'une technique défectueuse dans l'exécution du Von Hacker. *Elle est impossible avec la suspension verticale.* Il ne faut pas confondre le circulus viciosus avec quelques rares vomissements bilieux que l'on observe de temps en temps et qui n'ont aucune gravité.

Quand, au contraire, ces vomissements deviennent très abondants, qu'ils sont incessants, que l'état du malade s'aggrave rapidement, il ne faut pas hésiter à intervenir, *si la position ventrale n'amène pas la cessation des accidents*, et pratiquer :

1° Soit une anastomose secondaire entre le bout afférent et le bout efférent ;

2° Soit des opérations plastiques ;

3° Soit la transformation de la gastro-entérostomie latérale en Y de Roux.

On peut se demander si, dans quelques cas, le circulus viciosus n'est pas de la dilatation aiguë de l'estomac par occlusion du duodénum pincé dans l'angle aortico-mésentérique. C'est pour cela qu'il sera utile de mettre le malade en position ventrale avant de tenter une intervention.

B) Ulcère peptique du duodénum. — Cette complication de la gastro-entérostomie a été signalée pour la première fois en 1899 par Braun (de Gottingue) *au Congrès des chirurgiens allemands*. Braun relate l'histoire d'un malade opéré de gastro-entérostomie un an auparavant pour sténose du pylore et qui succomba à une péritonite causée par une perforation d'un ulcère du jujénum. Mayo-Robson a signalé un nouveau cas d'ulcère peptique en 1904. M. Quénu en a publié une observation à la Société de chirurgie en 1902 et Gosset en a relaté un cas du service du professeur Terrier.

Dans le cas de Braun, l'ulcère siégeait à un centimètre au-delà de la suture, le suc gastrique ayant provoqué l'ulcère. Hahn a relaté également un cas d'ulcère survenant un an après l'opération et qui siégeait à deux centimètres au-dessous de l'anostomose. Dans l'observation de Korte, l'ulcère s'est produit trois ans après la gastro-entérostomie.

Toutes les observations d'ulcère peptique du jéjunum consécutif à la gastro-entérostomie étaient au nombre de trente et une en 1906. (Gosset, *Revue de Chirurgie*, 1906.)

Pathogénie. — L'ulcère peptique survient chez des hyperacides. On le rencontre chez des opérés de gastro-entérostomie pour affections bénignes de l'estomac et de préférence dans les sténoses très serrées avec dilatation considérable de l'estomac. Dans ces circonstances, l'anastomose est souvent établie trop près du pylore.

L'ulcère peptique a fait son apparition de dix jours à sept ans après l'opération, avec maximum de un à deux ans. Il succède à la gastro-entérostomie antérieure, tout comme à la rétro-colique postérieure ou à l'Y de Roux.

Les symptômes de l'ulcère peptique du jéjunum revêtent trois formes cliniques :

a) La perforation apparaît sans aucun symptôme prodromique (forme perforante d'emblée avec péritonite généralisée) :

b) Des symptômes analogues à ceux de l'ulcère de l'estomac apparaissent après une période de guérison, avec en plus *une infiltration de la paroi abdominale* (forme avec péritonite localisée et plastron) :

c) Ulcère avec ouverture de l'anse efférente dans un segment du tube digestif sous-jacent, le plus souvent le colon transverse.

Pour faire le diagnostic de cette affection il faut y songer. Si une péritonite survient à la suite d'une gastro-entérostomie, c'est vers l'anastomose qu'il faut se porter après laparotomie. Si le malade a des douleurs, des vomissements, des hématémèses, de la diarrhée, c'est à l'ulcère peptique qu'il faut songer. Le diagnostic sera certain quand on sentira une induration de la paroi, au niveau de la partie supérieure du muscle droit du côté gauche.

Pour éviter cette complication le traitement médical, *par les alcalins,* doit être longtemps prolongé après la gastro-entérostomie, surtout chez les hyperacides.

L'ulcère peptique est une impossibilité avec la suspension verticale, aucune rétention du suc gastrique ne pouvant se faire dans l'anse intestinale anastomosée à l'estomac.

CHAPITRE III

RÉSULTATS DE LA GASTRO-ENTÉROSTOMIE

Les résultats de la gastro-entérostomie pour affection non cancéreuse doivent être étudiés à deux points de vue :

1° Résultats immédiats, comprenant la gravité opératoire ;

2° Les résultats définitifs ou thérapeutiques.

1° RÉSULTATS IMMÉDIATS — GRAVITÉ DE L'OPÉRATION

La gastro-entérostomie, qui a donné une mortalité élevée au début de sa carrière, est actuellement une opération bénigne. Un chirurgien rompu à la pratique abdominale et à la suture intestinale ne perdra pas plus de malades après la gastro-entérostomie que pour les opérations de l'abdomen courantes. Les insuccès dus à une faute de technique sont devenus exceptionnels.

Dans un article publié en 1902, dans la *Revue de Chirurgie,* le professeur Terrier fait remarquer que la gastro-entérostomie a donné 65 % de mortalité de 1881 à 1885, 47 % de 1886 à 1890 et 33 % de 1890 à 1895. Ces statistiques d'ensemble comprennent les opérations pour cancer et pour affection non cancéreuses. Dans les publications plus récentes, la mortalité est tombée à 15 %.

Ces chiffres présentent un intérêt relatif, les résultats n'étant pas comparables suivant qu'il s'agit de cancéreux ou de non-néoplasiques, bien que l'opération soit la même dans les deux circonstances.

Les néoplasiques donnent encore un déchet de 25 à 30 pour cent. Chez les non cancéreux, la mortalité est de :

8 % dans la pratique de Carle ;
8 % dans la pratique de Montprofit ;
4.5 % dans la pratique du professeur Terrier.

Ces chiffres remontent déjà à quelques années et il est probable qu'ils ne répondent plus à la réalité des faits.

Pour ma part, de Janvier 1902 à fin Décembre 1909, soit dans une période de huit années, j'ai pratiqué 80 gastro-entérostomies pour affections non cancéreuses avec 78 guérisons et 2 morts, **soit 2,4 pour cent de mortalité.** Les deux morts ne sont pas imputables à l'opération, mais à des accidents indépendants de l'acte opératoire lui-même, comme je le dirai plus bas.

Si on n'admet pas cette réserve, il faut convenir qu'une mortalité de 2.4 pour cent constitue un résultat satisfaisant. Il est d'autant plus appréciable *que de nombreux malades se sont adressés à moi dans un état déplorable, et que plusieurs étaient des moribonds* chez lesquels des injections de sérum caféiné et d'huile camphrée furent nécessaires pendant l'opération. Le désir de tout tenter pour sauver ces malades m'a quelquefois fait entreprendre des opérations désespérées. Je dirai, avec M. Roux, que la mort est la seule contre-indication à la gastro-entérostomie chez un malade qui succombe à l'inanition et qui peut échapper à une mort rapide et certaine, si on lui donne la possibilité de s'alimenter.

Les deux malades qui ont succombé après l'opération ont été emportés, le premier par des accidents d'insuffisance hépatique ; le second, une femme, opérée *in extremis*, a succombé dix heures après l'opération.

A). Dans le premier cas, il s'agissait d'un malade de 51 ans (Obs. XXIV), ayant présenté quelques années auparavant de la congestion du foie, gagnée en Algérie et qui nécessita plusieurs séjours à Vichy et qui présentait une sténose du pylore à marche rapide. L'opération, pratiquée avec deux confrères de l'armée, les Drs Salesses et Jaubert, fut simple et régulière. Mais les suites ne furent pas celles que l'on espérait. A partir du troisième jour, sans fièvre, avec un pouls normal et un ventre souple, apparaissent des vomissements hématiques. Le lendemain, on constate de l'ictère. Le foie est sensible, les urines sanguinolentes. L'agitation devient extrême. Le soir du cinquième jour, le malade tombe dans le coma et il succombe deux jours plus tard, ayant présenté de temps en temps des régurgitations sanglantes. A aucun moment, l'haleine n'a senti le chloroforme.

Quelle est la nature des accidents que nous avons observés mes confrères et moi ? Il paraît difficile d'incriminer la gastro-entérostomie, elle-même, en tant que gastro-entérostomie. Nous nous sommes demandé, si la mort n'a pas été le résultat d'une dégénérescence de la cellule hépatique d'origine chloroformique, le foie étant prédisposé par des lésions antérieures. C'est l'hypothèse la plus plausible et qui explique bien la marche et la variété des symptômes présentés par notre opéré.

B). Le second opéré de gastro-entérostomie que j'ai perdu est une femme entrée à ma clinique en Septembre 1909, avec un passé gastrique de sept ans et qui avait une sténose très serrée du pylore. L'estomac, considérablement distendu, descendait jusqu'au pubis. L'abdomen offrait l'aspect qu'il a dans les kystes volumineux de l'ovaire. L'état général était déplorable et s'était considérablement aggravé depuis une quinzaine de jours. L'amaigrissement était excessif, les yeux enfoncés dans l'orbite, la soif ardente, les urines rares et le myœdème très caractérisé. Le pouls était rapide et mal frappé. L'opération, malgré les conditions désavantageuses où elle était proposée, était la seule chance de salut pour cette malade.

Après quarante-huit heures de repos pendant lesquelles on lui fit plus de 4.000 grammes de sérum et des lavements de sérum toutes les deux heures, je l'opérai. Elle avait eu des vomissements qui remplirent deux cuvettes. Malgré cette évacuation énorme, c'est à peine si le volume du ventre avait diminué.

Le chloroforme fut mal supporté : le pouls était rapide, le facies et les extrémités cyanosés. Je fus obligé de faire une incision sous-pubienne, l'estomac, je le répète, atteignant le pubis. Le jéjunum, à sa partie supérieure, était tellement diminué de volume que l'anatomose fut assez difficile à établir. L'opération dura 20 minutes. Sérum, lavements de vin chaud, huile camphrée, sthrychnine furent mis en œuvre pour remonter la malade. Tout fut inutile. Dans l'après-midi, le pouls était incomptable, les extrémités refroidies et la malade succombait vers huit heures, le soir même de l'opération.

Cette mort n'est que trop expliquée. *La gastro-entérostomie a été trop tardive.* Opérée deux semaines plus tôt, cette malade aurait guéri à coup sûr. Fallait-il, étant donnée la gravité de la situation, ne pas tenter l'opération ? Je n'hésiterai pas à agir de même dans des circonstances analogues. Il m'est arrivé de ramener à la vie des malades qui étaient dans un état aussi grave que celui de cette femme qui a succombé. Pouvons-nous d'ailleurs apprécier exactement la résistance d'un malade et la vitalité qui lui reste ? Je pourrai indiquer, *entr'autres*, les opérés de :

L'observation III (malade du Dr PAMBRUN) ;
L'observation XV (malade du Dr DUTOURNIER) ;
L'observation XIX (malade du Dr VIC) ;
L'observation XX (malade du Dr BOURRETÈRE) ;
L'observation XXX (malade du Dr HEUGAS) ;
L'observation XXXVII (malade du Dr HEUGAS) ;
L'observation LV (malade du Dr ROUSSET),

qui paraissaient ne pouvoir supporter l'intervention et qui ont guéri.

La conclusion qui se dégage avec évidence des résultats que j'ai obtenus c'est que la gastro-entérostomie est une opération très bénigne. Elle est assez inoffensive pour qu'elle puisse être proposée à tout malade présentant une indication opératoire. sans le laisser abandonné à ses souffrances et à son triste sort pendant un temps prolongé. sans attendre que son état général s'aggrave. et sans l'exposer à quelque accident foudroyant.

Je citerai. à ce dernier point de vue. le cas lamentable dont j'ai été le témoin il y a quelques années. Un pylorique vient me trouver pour me parler de tout autre chose que de l'affection dont il souffrait depuis longtemps. Tout en causant, j'arrive à un diagnostic certain. et je conseille à M. L. de consulter un médecin et un chirurgien versés dans les questions gastriques. Je lui fais part de mon diagnostic et de la nécessité d'une opération. — Il m'affirme que les médecins qui le traitent ont une idée tout opposée à la mienne — que. d'ailleurs. il a d'excellentes périodes pendant lesquelles il ne souffre pas. etc.. etc. Eh bien ! ce pauvre malade eut. quatre ou cinq mois après notre entretien. une perforation du pylore qui l'emporta dans quelques heures.

2° RÉSULTATS DÉFINITIFS OU THÉRAPEUTIQUES

L'étude des résultats définitifs ou thérapeutiques de la gastro-entérostomie pour affection non cancéreuse nécessite une division.

Dans la majorité des cas, *la guérison est absolue*. Les malades dont l'existence était intolérable « *ne sentent plus leur estomac* ». Ils ne sont soumis à aucun régime. et. après un certain temps. ils mangent de tout sans être incommodés. C'est le retour à la santé succédant à une vie de misères.

Il en est d'autres qui. *quoique très améliorés*. ne sont

pas radicalement guéris. Leur situation est en état d'équilibre instable. Sous l'influence d'un excès ou d'un écart de régime, ils présentent un ensemble de troubles et de symptômes décrits sous le nom de *syndrome dyspeptique secondaire à la gastro-entérostomie* (Déxéchau). Ils doivent se surveiller et ont besoin d'une direction médicale. C'est pour ces malades que l'on a pu dire que la gastro-entérostomie n'est qu'un acte chirurgical dans le cours du traitement médical.

Il est donc nécessaire de décrire :

1° Les résultats de la gastro-entérostomie chez les opérés dont l'état est normal soit au point de vue clinique. soit au point de vue des modifications chimiques de l'estomac :

2° Les accidents et les symptômes du syndrome dyspeptique secondaire chez ceux dont l'état satisfaisant laisse cependant à désirer (1).

Action de la gastro-entérostomie sur les complications fonctionnelles et générales de la sténose du pylore. — La première conséquence de la gastro-entérostomie est la disparition des douleurs, ayant comme corollaire la reprise de l'alimentation et le relèvement de l'état général.

Douleurs. — Les douleurs gastriques, la tension de l'épigastre et les sensations de plénitudes disparaissent. le spasme si tenace et si pénible ne tortura plus les malades. Aussi leur existence est-elle transformée.

Alimentation. — Quant à l'alimentation elle doit être surveillée et de là réglée pendant quelque temps. Les opérés éprouvent une telle fringale qu'ils ne peuvent arriver à satisfaire leur appétit et prennent des indiges-

(1) Les pages qui suivent rappellent pour une partie les travaux de Castaigne, de Dujarrier et de Déxéchau — Thèse doctorat 1907.

tions, comme dans les jours qui suivent l'opération. L'alimentation normale ne doit être reprise que graduellement et je ne vois nullement la nécessité de donner de la choucroûte ou des bifteacks aux opérés dès le lendemain de la gastro-entérostomie.

Nous avons vu aux « *suites opératoires* » que le huitième ou le dixième jour le malade prend du bouillon dégraissé, des soupes et des purées de légumes, des légumes verts, de la viande hachée ou de la poudre de viande, des bouillies, des biscuits secs, du chocolat au lait et du cacao à l'avoine, des marmelades ou des compotes, de la confiture. Il boit de l'eau, du lait ou du thé. N'est-ce pas suffisant pour permettre à l'opéré de remonter le courant et de reprendre des forces ?

En même temps, afin de neutraliser les sucs gastriques qui envahissent l'intestin et lubrifier sa muqueuse, j'ai l'habitude de conseiller de 50 à 100 grammes, une heure ou une heure et demie après les repas, de la solution de Bourget, alcaline phosphatée et laxative :

Bicarbonate de soude pur....	10	grammes.
Phosphate de soude.........	4	—
Sulfate de soude............	4	—
Eau........................	1.000	—

Ce régime est continué pendant deux ou trois mois après lesquels, si aucun malaise ne survient, l'alimentation normale peut être autorisée.

L'augmentation du poids est en général très rapide. Parfois, quinze jours après l'opération, le poids est le même que celui de la veille de l'intervention. Mai j'ai observé, dès cette période, une progression de 5, 6 et 8 kilos (*fig. XXII*).

L'influence étonnante de la gastro-entérostomie sur la courbe du poids est telle que certains de mes opérés, après une période variant de trois mois à un an ont augmenté de 43, 36, 32, 30, 18 et 15 kilos. L'augmentation

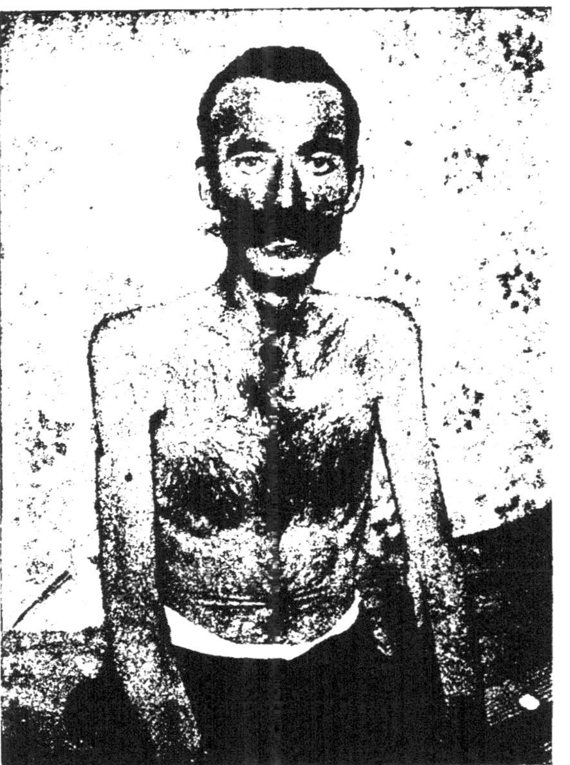

Fig. 22. — La veille de l'opération.

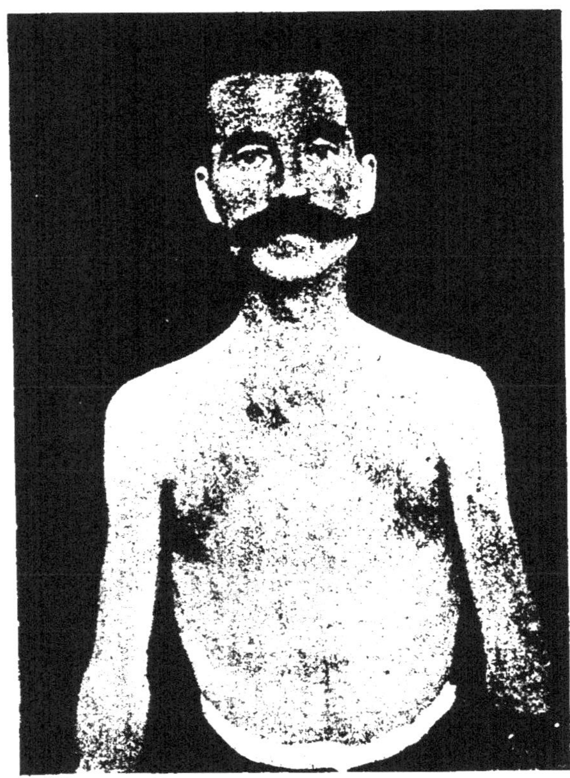

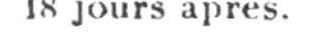

18 jours après.

de 5 et 10 kilos est constante. L'ascension brusque des deux ou trois premiers mois, est ensuite plus lente et elle n'arrive à son maximum que vers la fin de la première année.

En même temps que le poids augmente, l'aspect du malade se modifie profondément. Le faciès, souvent blafard et jaunâtre, par suite de la dénutrition ou de l'hémorrhagie chronique, prend sa couleur d'antan. Les muqueuses se colorent également, les souffles vasculaires disparaissent, la formule hématologique remonte, le taux de l'hémoglobine augmente. On constate en outre un relèvement considérable des urines ainsi que de leurs éléments (Dénéchau, Leroy, Soupault). L'élimination de l'urée passe, dans certaines observations, de 8 et 11 grammes à 23 grammes, celle des chlorures de 5 grammes à 12 grammes, celle des phosphates de 1 gramme à 1 gramme 50 (Dénéchau).

J'ai noté, chez deux de mes opérés, l'influence favorable de la gastro-entérostomie sur *la tuberculose pulmonaire*, complication fréquente de la sténose chronique du pylore. Si dans un cas (Obs. XI) la tuberculose a évolué et s'est terminée par la mort après une période de quatre ans, dans les observations XV et XXXV elle a été enrayée. Le malade de l'Observation XV, opéré en 1905 pour un ulcère stenosant avec hémorrhagies à répétition, présentait quelques mois après son opération de la tuberculose du sommet droit (ramollissement et bacilles dans les crachats). Il a pu se suralimenter au sanatorium du Dr Hamant. La guérison a été constatée cliniquement et anatomo-pathologiquement, et elle s'est maintenue complète jusqu'à ce jour. Le malade de l'observation XXXV est encore plus intéressant. Il était atteint au moment de l'opération (Avril 1907) d'un foyer de ramollissement au sommet gauche. La sténose du pylore empêchait toute alimentation et l'état général était déplorable. Pendant le séjour à la clinique, les lésions pulmonaires subirent une poussée importante avec température élevée. Un mois plus tard on constatait une énorme caverne avec vomiques quotidiennes d'une petite cuvette. A la grande surprise du Dr Heugas, médecin traitant, et à la mienne, la situation s'améliora. L'alimentation devint possible et ce malade est actuellement vivant et en bonne santé.

Quel est l'effet de la gastro-entérostomie sur l'*hémorrhagie ?* La réapparition de l'hémorrhagie après l'opération est exceptionnelle et, dans les cas où l'indication a été tirée de ce symptôme, on peut dire que la guérison est obtenue. On a publié toutefois un certain nombre d'observations où l'hémorrhagie a récidivé soit rapidement, soit à une date éloignée. Les cas de Tuffier, Korte, Herzfeld, Dénéchau, Rotgans, Delbet et Hartmann dans lesquels la présence du sang dans les selles ou les vomissements est signalée le jour même, le lendemain ou quelques jours après l'opération, doivent être mis hors de cause. Ne s'agit-il pas alors d'une hémorrhagie venant de la taille gastrique ou intestinale, quelque vaisseau sectionné n'ayant pas été oblitéré par le sujet total ? J'estime qu'il ne faut tenir compte que des observations où l'hémorrhagie a paru de un mois à plusieurs années après la gastro-entérostomie. Elles sont au nombre d'une vingtaine seulement sur un total de 500 opérations (Dénéchau). Dans ma série, je n'ai eu qu'une seule récidive de l'hémorrhagie (Obs. XII). Mais un ulcère du pylore coïncidait avec un ulcère de la petite courbure voisine du cardia. Il est probable que c'est ce dernier qui a été la cause du retour de l'hémorrhagie, la gastro-entérostomie ne pouvant avoir sur lui aucune action.

Le plus souvent l'*hémorrhagie est légère*. Dans quelques cas l'hémorrhagie précoce a été abondante et même mortelle.

La répétition de l'hématémèse ou du melœna n'est pas habituelle.

Pour quelle cause se produit l'hémorrhagie après la gastro-entérostomie ? En général c'est que le malade présente un ulcère encore en évolution. Si l'opération met la région pylorique au repos, elle n'amène pas forcément la guérison de l'ulcus qui peut se manifester par un suintement sanguin. Pour les cas peu nombreux (KORTE et MAYO-ROBSON), où l'hémorrhagie fait son apparition quatre ans et douze ans après la gastro-entérostomie, on peut incriminer le développement d'un nouvel ulcère.

Les vomissements tardifs, quand ils existent après l'opération, doivent être examinés comme un des symptômes important du syndrome dyspeptique secondaire. J'en parlerai plus loin.

La constipation occupe une place prédominante dans la symptômatologie de la sténose du pylore. A la suite de la gastro-entérostomie, les fonctions intestinales se régularisent. C'est là un des résultats les plus constants, observé et noté par tous les auteurs (SOUPAULT, LEROY, DÉNÉCHAU). Le plus souvent les fonctions intestinales reviennent normales presque immédiatement après l'opération. Dans quelque cas le but est dépassé et c'est la *diarrhée* qui incommode l'opéré. Un de mes opérés a présenté de la diarrhée persistante, à la suite d'écarts du régime.

Action de la gastro-entérostomie sur les signes physiques et les complications mécaniques de l'ulcère de l'estomac. — Cette étude comprend les modifications post-opératoires de la douleur provoquée à la pression, les tuméfactions et tumeurs épigastriques, de la dilatation et de l'évacuation gastriques.

Douleur provoquée à la pression. — Après la gastro-entérostomie, les douleurs classiques provoquées par la pression de l'ulcère disparaissent. Quand elles existent encore, elles sont très modifiées et on ne constate plus qu'une sensibilité diffuse.

Tumeur épigastrique. — La périgastrite siégeant au niveau du pylore et formant tumeur est influencée heureusement par la gastro-entérostomie. J'en ai observé deux exemples, la tumeur ayant disparu trois et quatre mois après l'opération. D'autres chirurgiens ont fait les mêmes constatations et on peut dire que la gastro-entérostomie a une action remarquable sur les tuméfactions consécutives à l'ulcère pylorique.

Dilatation de l'estomac. — La dilatation de l'estomac s'améliore rapidement. Cette donnée peut être vérifiée par la radioscopie, la diaphanoscopie ou l'insufflation. La dilatation s'amende dès les premiers jours qui suivent l'opération. L'amélioration est ensuite persistante et progressive (Parmentier et Dénéchau). M. Chauffard a cité un cas dans lequel l'estomac qui descendait jusqu'au pubis avant l'opération, reprit ensuite son volume normal.

Continence de la nouvelle bouche. Évacuation gastrique. — J'ai déjà dit que la nouvelle bouche faite à l'estomac ne transformait pas cet organe en un entonnoir, la nourriture ingérée passant directement dans l'intestin. En réalité, l'orifice de la gastro-entérostomie est parfaitement continent.

Bourget a constaté que pendant les premiers jours qui suivent l'opération, la rétention gastrique est toujours très forte. Elle diminue vers le sixième ou le septième jour, avec la turgescence des lèvres de la bouche gastro-intestinale. Peu à peu, le fonctionnement du néo-pylore se régularise, et, après un ou deux mois, d'après Bourget, « le fonctionnement mécanique de l'estomac reprend son cours physiologique, c'est-à-dire que la nourriture séjourne un temps donné et normal dans l'organe où elle subit l'influence des sucs, et qu'elle est évacuée progressivement et rythmiquement dans l'intestin : la seule différence, c'est que la durée de la digestion stomacale (avec un repas identique en quantité et en qualité) est toujours un peu plus longue chez le gastro-entérostomisé que chez l'homme normal. MM. Soupault et Hartmann ont fait les mêmes constatations.

MM. Parmentier et Dénéchau ont montré que l'amélioration de la stase persiste, mais que l'estomac se vide avec un certain retard. Trois heures après un repas d'épreuve, le liquide extrait contient des aliments.

L'exploration de l'estomac faite à jeun permet de retrouver, en très petite quantité, des aliments ingérés la veille. C'est une stase très atténuée, avec quelques débris alimentaires. L'examen microscopique est parfois même nécessaire pour reconnaître qu'il y a une légère rétention.

La stase liquide à jeun est assez marquée. La quantité de H cl libre diminue d'une façon notable. Souvent le liquide retiré contient *de la bile et du suc pancréatique*. Soupault croit que le reflux de ces derniers diminue progressivement. MM. Parmentier et Dénéchau l'ont au contraire constaté chez la plupart des anciens opérés.

En résumé, sur un estomac dilaté et qui se vide mal, les effets mécaniques de la gastro-entérostomie sont toujours très marqués et durables. Mais la nouvelle bouche ne supprime pas le temps gastrique de la digestion comme on l'avait supposé lors des premières opérations : le séjour des aliments dans l'estomac gastro-entérostomisé est même un peu plus long qu'à l'état normal (Castaigne et Dujarrier).

Action de la gastro-entérostomie sur la sécrétion gastrique et le processus chimique de la digestion. — Les malades auxquels on pratique une gastro-entérostomie pour ulcère présentent des modifications qualitatives et quantitatives de la sécrétion gastrique : *ils ont de l'hyperpepsie et de l'hypersécrétion*. Quelle est l'action de l'opération sur ces deux symptômes anormaux ?

L'*hyperpepsie* est très modifiée par la gastro-entérostomie. Soupault, Carl et Fautino, Kaiser, Parmentier sont unanimes à le constater. L'acidité diminue. MM. Parmentier et Dénéchau ont étudié ce que devient le chlore total, le chlore libre et le chlore combiné organique, et enfin l'acidité totale.

Pour le *chlore total* (T) l'intervention provoque une chute subite de la sécrétion chlorurée qui tombe même au-dessous du chiffre normal. Dans les suites immédiates de la gastro-entérostomie, on constate une diminution du chlore total par rapport à la période pré-opératoire.

Le chlore utile (chlore libre H et chlore combiné organique C) accuse presque immédiatement après l'opération une diminution encore plus notable que celle du chlore total. Les uns (SOUPAULT) la considèrent comme assez importante pour qu'il y ait une véritable hypopepsie : les autres (KAISER) admettent une simple atténuation de l'hyperpepsie qui persiste toutefois. Il semble que ces deux opinions soient vraies, car dans les deux tiers des cas il existe de l'hypopepsie et dans un tiers de l'hyperpepsie.

L'*acidité totale* (A) subit une modification semblable, parallèle à celle du chlore utile.

Le mélange de la bile et du suc pancréatique avec le suc gastrique constitue un des points intéressants du processus chimique de la digestion chez les gastro-entérostomisés. Il a été signalé, en 1895, par Soupault et Debove, qui constatèrent chez un opéré pour sténose un reflux dans l'estomac de la bile et du suc pancréatique, sans que le reflux fut préjudiciable à la santé du malade qui avait engraissé de 17 kilos en moins de trois mois. Depuis cette époque tous les auteurs ont fait les mêmes constatations. Ces liquides ont été trouvés dans le liquide recueilli dans l'estomac à jeun aussi bien que celui que donne le sondage après un repas d'épreuve.

Krœnlein et Kreuser (*XXXVe Congrès des chirurgiens*

allemands) ont noté qu'à la suite de la gastro-entérostomie le reflux de la bile est constant, tandis que le reflux de suc pancréatique n'est appréciable que dans un petit nombre de cas.

Katzenstein constata, dans ses expériences sur le chien, qu'il y avait dans tous les cas un reflux abondant de bile et de suc pancréatique.

La présence de ces liquides dans l'estomac n'est pas nuisible, du moins quand ils ne dépassent pas une certaine quantité. Ils n'exercent aucune action fâcheuse ni sur la digestion, ni sur la santé générale. Et même Soupault soutient que la bile est un alcalin naturel et qu'elle combat l'hyperacidité gastrique. Le rôle utile du reflux des sucs biliaire et pancréatique dans l'estomac a été prouvé expérimentalement par Katzenstein. Ils suppriment la sécrétion acide de l'estomac grâce à leur réaction alcaline et au réflexe dont ils sont la cause et qui a une influence inhibitrice sur cette sécrétion. Katzenstein fit à l'estomac une fistule de Pawlov et constata qu'après l'action des alcalins sur l'estomac, la fistule sécrétait un liquide neutre.

On conçoit l'importance capitale de ces faits. La bile et le suc pancréatique agissent sur la muqueuse de l'estomac, modifient l'acidité gastrique et peuvent aider à la cicatrisation de l'ulcère. *Mais pour que le reflux existe il est nécessaire qu'il existe de la sténose ou du spasme du pylore.*

S'il n'y a ni sténose, ni spasme du pylore, la nouvelle bouche ne reste pas ouverte, le reflux des sucs alcalins ne se fait pas, les aliments suivent leur chemin naturel par le pylore ancien et la gastro-entérostomie est inutile. Cette conception est conforme à ce que j'ai dit plus haut au chapitre des « Indications » : La gastro-entérostomie doit être réservée à l'ulcère siégeant au niveau du pylore ou dans son voisinage. Dans le cas contraire, on risque de faire des constatations analogues à celles d'Ewald qui écrit : *« J'ai vu un nombre assez considérable de cas d'ulcère simple qui ont fait l'objet d'une intervention opératoire et où, après l'établissement d'une gastro-entérostomie, les mêmes troubles qui existaient auparavant ont reparu au bout d'un délai très court.* »

L'hypersécrétion gastrique qui est habituelle au cours de l'ulcère simple diminue après l'opération dans des proportions considérables. Un estomac qui contenait à jeun 200 centimètres cubes de liquide gastro-succorrhéique, n'en présentait plus que soixante-dix après la gastro-entérostomie. L'hypersécrétion peut de nouveau faire son apparition quand la nouvelle bouche fonctionne mal ou que le malade fait quelque écart de régime.

Telles sont dans leur ensemble les suites éloignées de la gastro-entérostomie pour affections non cancéreuses et que l'on peut qualifier *de suites normales et régulières.* Je dois maintenant exposer les suites moins favorables que l'on observe de temps en temps, même en se conformant aux indications très précises pour intervenir. Elles présentent un ensemble connu depuis Dénéchau sous le nom de *« syndrome dyspeptique secondaire à la gastro-entérostomie »*. Nous verrons quelle en est la cause et comment on peut en éviter l'apparition.

Syndrome dyspeptique secondaire à la gastro-entérostomie. — Après une période post-opératoire en général très bonne et d'une durée variable, le gastro-entérostomisé ressent quelques troubles dyspeptiques légers, de la pesanteur et des tiraillements de l'estomac survenant deux ou trois heures après le repas et n'ayant ni la durée, ni l'intensité des douleurs anciennes. C'est encore peu de chose. Puis, ulterieurement, la douleur tardive devient plus forte et revêt les caractères de celle du syndrome pylorique. Elle est calmée par les alcalins ou les aliments.

Le malade ressent au maximum de la douleur une brûlure rétro-sternale, avec montée et régurgitation de liquide acide. Plus tard, il tâche de provoquer le vomissement, qui le soulage. Mais c'est à peine s'il rend un peu de liquide mélangé à des débris alimentaires. Pour ne pas souffrir, bien que l'appétit soit conservé, il restreint sa nourriture.

La constipation, qui avait disparu, se montre de nouveau à un degré variable.

L'état général s'altère rapidement et la déchéance du malade est hors de proportion avec le peu d'acuité et de durée des accidents.

L'examen de cet ancien opéré permet de constater :

1° Que la sensibilité épigastrique est modérée ;

2° Que l'estomac est dilaté et l'insufflation montre une certaine irritabilité de la muqueuse gastrique ;

3° Que l'estomac contient à jeun un peu de liquide et quelquefois des débris alimentaires en quantité très faible ;

4° Qu'il existe enfin de l'H cl libre et de l'augmentation de la chlorhydrie.

Le plus souvent les crises sont intermittentes, séparées par des accalmies complètes. D'autres fois, au contraire, les périodes douloureuses ne laissent guère de répit au malade et il arrive insensiblement à un état presque aussi grave que celui qui existait au moment de l'opération — avec des complications telles que l'hémorrhagie — si un traitement diététique n'arrête pas la marche progressive des troubles gastriques.

Le syndrome dyspeptique s'observe quel que soit le procédé opératoire mis en usage, Y de Roux, anastomose latérale de Von Hacker ou suspension verticale, même quand la bouche gastro-intestinale fonctionne normalement.

D'après les faits que j'ai observés, je crois pouvoir avancer que les troubles post-opératoires précités se rencontrent *chez les malades qui présentaient un ulcère encore en évolution, un ulcère non cicatrisé, au moment de l'opération.*

Mais la cause provocatrice du syndrome dyspeptique secondaire et de chaque crise est un écart de régime, un excès alimentaire. Dans les quatre cas de syndrome dyspeptique secondaire que j'ai noté chez mes opérés, les crises ont été toujours amenées par un écart de régime, ou le manque absolu de toute hygiène alimentaire, ces malades n'ayant pas voulu suivre mes prescriptions. La gastro-entérostomie ne guérit pas fatalement l'ulcère du pylore. Elle met au repos la région du pylore et favorise la cicatrisation. Si le malade, oubliant qu'il possède un ulcère en évolution, ne tenant aucun compte des conseils de son chirurgien, surmène l'estomac, il exalte la congestion de l'ulcère qui se traduit par des signes d'intolérance.

Le syndrome dyspeptique secondaire peut dans certains cas être consécutif à des causes anatomiques de la nouvelle bouche gastro-intestinale : apparition d'un ulcère peptique dont les symptômes sont analogues à ceux de l'ulcère du pylore ; ou fermeture spontanée de la communication gastro-jéjunale à la suite de la guérison de la sténose du pylore.

Pour lutter contre le syndrome dyspeptique secondaire, le repos physique et moral est indispensable. Le repos au lit, les applications humides chaudes sur l'estomac, la diète lactée ou même hydrique, le lait de bismuth seront conseillés.

Quand la crise sera calmée, le malade devra être averti qu'il ne doit faire aucun excès de boisson ou d'aliments, et il devra se soumettre au régime diététique, sous peine de voir survenir de nouveaux accidents.

La notion fondamentale qui découle de la possibilité des troubles dyspeptiques secondaires à la gastro-entérostomie, c'est qu'il ne faut pas considérer *un pylorique ulcéreux* comme guéri par le seul fait de l'opération. Chez lui, tout n'est pas fini avec l'intervention. Le malade, après avoir passé quelques jours auprès du chirurgien, doit subir un traitement diététique qui a la plus grande importance. L'opéré reste un méiopragique de l'estomac. Le régime que j'ai indiqué devra être suivi longtemps chez les ulcéreux en évolution. On prescrira en même temps les alcalins à dose modérée et la solution alcalino-phosphatée. En agissant ainsi, le malade retirera de la gastro-entérostomie un résultat durable et même définitif.

C'est d'ailleurs l'opinion qui a été soutenue en Janvier 1908, à la Société de Chirurgie, par M. Ricard : « Il est bien entendu que dès l'instant où la gastro-entérostomie ne met pas l'estomac au repos par une vidange complète et immédiate du réservoir gastrique, cette opération ne saurait, à elle seule, constituer le traitement complet et définitif de l'affection pour laquelle elle a été pratiquée. Il ne faut pas perdre de vue qu'elle ne fait que suppléer à un fonctionnement défectueux du pylore en facilitant une évacuation qu'un trouble pylorique rendait difficile ou impossible. Mais l'estomac continue à recevoir les aliments et à les élaborer, avec sa muqueuse et ses glandes malades, avec sa motricité affaiblie. D'où cette conclusion que les opérés de gastro-entérostomie doivent être soumis à une thérapeutique post-opératoire des mieux conduites, et à un régime diététique des plus sévères. En un mot, la gastro-entérostomie *n'est guère qu'une étape chirurgicale dans le traitement médical des affections de l'estomac.* »

La conclusion que je tiens à dégager de cette étude des indications et des suites opératoires de la gastro-entérostomie, c'est que chez ces malades atteints de complications de l'ulcère, la collaboration du médecin et du chirurgien est indispensable, à la condition que chacun d'eux ne veuille pas être trop exclusif. Je terminerai par la phrase de Saundby : « *Les maladies stomacales sont justement celles où la collaboration des éléments médical et chirurgical est le plus désirable.* »

TABLEAU RÉCAPITULATIF

DES

GASTRO-ENTÉROSTOMIES

POUR

AFFECTIONS NON CANCÉREUSES

AGE DU MALADE — MÉDECIN TRAITANT	DÉBUT ET DURÉE de la maladie.	MARCHE DE LA MALADIE	ÉTAT DU MALADE AU MOMENT DE L'OPÉRATION
— I — Mme R..., 43 ans (St-Jean-de-Luz). Dr Guilbeau.	8 ans.	Passé gastrique. Melœna à trois reprises.	Vomissements caractéri tiques, douleurs très vive Dilatation très grande de l'e tomac. Tension et ondulations péri taltiques. Amaigrissement. État génér grave.
— II — J. P..., 47 ans (de Bayonne). Dr Sudour.	10 ans.	Crises intermittentes. Gastrorrhagies et melœna à plusieurs reprises. Début rétrécissement il y a un an.	Douleurs tardives, cessant pa vomissement provoqué. Gastro-succorrhée. Dilatatio Clapotage.
— III — Mlle B..., 23 ans (de Bayonne). Dr Pambrun.	5 ans.	Melœna à plusieurs reprises pendant 8 à 10 jours. Passé dyspeptique.	Douleurs tardives. Vomisse ments abondants à jeun Douleurs en broche. Est mac très dilaté. Stase. Repas d'épreuve positif. État général très grave.
— IV — Mlle D..., 37 ans (de Bayonne).	4 ans.	Douleurs, syndrome pylorique. Vomissements du matin. Crises hématémèses. Traitement médical sans résultat.	Symptôme de l'ulcère ave sténose gastro-succorrhéique
— V — Mme Mont..., 52 ans (de Laas-Mondran). Dr Labarthe-Coulloumme.	6 ans.	Traitée comme nerveuse. Douleurs tardives. Vomissements. Les antécédents sont ceux de l'ulcus pylorique.	Distention épigastrique. Ondulations. Repas d'épreuve positif.

DATE DE L'OPÉRATION — Assistant.	LÉSIONS ANATOMIQUES	RÉSULTATS Immédiat.	RÉSULTATS Thérapeutique.	REMARQUES
Von Hacker. 2 Janvier 1902. Dr Salesses.	Rétrécissement très serré cicatriciel. Périgastrite ulcéreuse.	Guérison.	Très bon.	Cette malade, que j'ai revue de temps en temps, est en excellent état.
Von Hacker. 28 Janvier 1902. Dr Salesses.	Sténose fibreuse.	Guérison.	Très bon.	
Von Hacker. 15 Février 1902. Dr Pambrun. Dr Lasserre.	Pylore épaissi et induré, surtout au niveau de son bord inférieur, où induration a volume d'une noix.	Guérison.	Très bon.	Cette malade a été très longue à se remettre. État général restant mauvais. Elle a fini par guérir et elle est actuellement très bien portante. (Dr Pambrun.)
Von Hacker. 3 Mai 1902. Dr Salesses.	On trouve dans région prépylorique, induration petite courbure, pièce de un franc.	Guérison.	Bon résultat définitif.	
Von Hacker. 18 Juin 1902. Dr Salesses. Dr Couloumme.	Rétrécissement cicatriciel.	Guérison.	Disparition de tous les symptômes.	Cette malade, dont j'ai eu souvent des nouvelles après son opération, a été définitivement guérie.

AGE DU MALADE — MÉDECIN TRAITANT	DÉBUT ET DURÉE de la maladie.	MARCHE DE LA MALADIE	ÉTAT DU MALADE AU MOMENT DE L'OPÉRATION
— VI — Mme C..., 57 ans (de Bayonne). Dr Batbedat.	7 ans.	Crises coliques hépatiques antérieures. Avec saison de Vichy. Depuis un an vomissements mis toujours sur le compte de calculs biliaires.	État général très mauvais. Tuméfaction sous-hépatique. Estomac dilaté. Vomissements de stase. Fièvre. Frissons.
— VII — Mme Dosp..., 45 ans (de Bayonne). Dr Dutournier.	4 ans.	A débuté par hématémèses. Régime lacté. Douleurs en broche. Autre hématémèse deux ans plus tard. Douleurs tardives. Tension et ondulations.	Signes certains de sténose pylorique. On sent dans région du pylore tumeur volume d'une noix. État général assez bon.
— VIII — Font..., 33 ans. Dr Desquerre.	2 ans.	Passé d'ulcère gastrique.	Syndrome pylorique. Hématémèses et melœna dues à hémorrhagies chroniques. Vomissements. Dilatation.
— IX — Pr..., 56 ans (de Cagnotte). Dr Bernes-Lasserre.	15 ans.	Prétend avoir toujours souffert. Hématémèses. Melœna. Souffre beaucoup plus depuis 5 ans et surtout depuis deux mois. Vomit tous les jours.	Estomac dilaté. Ondulations. Constipation. Vomissements alimentaires. État général très mauvais.
— X — F..., 44 ans (de St-Pée-sur-Nivelle). Dr Dourisboure.	3 ans.	Douleurs, syndrome pylorique rebelle à tout traitement. Vomissements.	Malade dit souffrir beaucoup 2 heures après repas. Vomissements aqueux. Dilatation. État général bon.

DATE DE L'OPÉRATION — Assistant.	LÉSIONS ANATOMIQUES	RÉSULTATS		REMARQUES
		Immédiat.	Thérapeutique.	
Von Hacker. 21 Octobre 1903. Dr Salesses.	Masse fibreuse très étendue allant de la paroi abdominale à la région sous-hépatique.	Guérison.	Très bon.	Il s'agissait dans le cas particulier d'un enclavement du pylore dans des adhérences de péricholécystite. Masse péripylorique s'est résorbée.
Von Hacker. 3 Avril 1903. Dr Dutournier Dr Lasserre.	Sténose. Épaississement du pylore. Tumeur constatée et périgastrite adhérente à la paroi.	Guérison.	Très bon.	Pendant 3 mois 1/2, pesanteur épigastrique après le repas, qui a disparu complètement.
Von Hacker. 14 Avril 1903. Dr Salesses.	Sténose très marquée du pylore, qui n'admet pas le petit doigt.	Guérison.	Très bon.	Ce malade présente quelques vomissements de bile dans les suites post-opératoires et qui nécessitèrent des lavages de l'estomac.
9 Juin 1903. Dr Bernès-Lasserre. Dr Salesses.	Induation cicatricielle du pylore et périgastrite avec adhérences sous le foie.	Guérison.	Très bon.	Ce malade n'a plus souffert depuis l'opération. Auparavant, sa vie était un supplice. S'est livré à de grands excès d'alcoolisme. Est mort de cirrhose atrophique alcoolique trois ans après opération.
Von Hacker. 14 Juin 1903. Dr Salesses.	Ulcère du pylore sur face antérieure et bord inférieur où est épaississement très net.	Guérison.	Parfait.	L'état de ce malade s'est maintenu parfait, et spasme a complètement disparu.

AGE DU MALADE — MÉDECIN TRAITANT	DÉBUT ET DURÉE de la maladie.	MARCHE DE LA MALADIE	ÉTAT DU MALADE AU MOMENT DE L'OPÉRATION
— XI — Sœur E..., 25 ans (Anglet). Dr Lasserre.	1 an ½.	Syndrome pylorique. Vomissements aqueux à jeun. Intermittence des accidents. Vomissements alimentaires.	Traitement médical sans effet. Bon état général. Tuberculose sommet gauche 1er degré.
— XII — Dav..., 33 ans (Dax). Dr Bourretère.	10 ans.	A beaucoup souffert depuis cette époque, soigné à Dax et à l'Hôpital Audral (Mathieu). Trait. bismuth, glycérine, alcalins. Hémorrhagies à répétition.	Lait mal supporté. Bouillies mal supportées. Pylore douloureux. Autre point douleur au cardia. Vomissements aqueux à jeun. Melœna.
— XIII — Lab..., 29 ans (Hôpital de Dax). Drs Bourretère & Mora.	4 ans.	Pas de renseignements sauf un de passé gastrique douloureux et hématémèse, quatre ans auparavant.	En traitement à l'hôpital depuis un mois 1/2. Vomissements alimentaires à jeun. Dilatation énorme. Clapotage. Amaigrissement très marqué.
— XIV — Diras..., 42 ans (de Bayonne).	8 ans.	Douleurs tardives. Melœna. Depuis deux ans digestion pénible, pesanteur stomacale et vomissements.	Signes de sténose absolument certains. Avec ondulations gastriques.

DATE DE L'OPÉRATION Assistant.	LÉSIONS ANATOMIQUES	RÉSULTATS Immédiat.	RÉSULTATS Thérapeutique.	REMARQUES
Von Hacker. 19 Juillet 1903. Dr Salesses. Dr Pezzer.	Ulcère à bords épais de la région pré-pylorique.	Guérison.	Bon.	Cette malade a suivi pendant 10 mois le traitement médical de l'ulcère qui a fini par faire disparaître les accidents gastriques. A succombé 4 ans plus tard à tuberculose pulmonaire.
Von Hacker. 12 Août 1903. Dr Salesses.	Ulcère à bords épaissis au niveau du pylore et sténose. Autre ulcère au niveau, petite courbure près cardia.	Guérison.	D'abord satisfaisant, puis aggravation.	Pendant quelque temps, grande amélioration. Puis, à la suite excès, douleurs et hémorrhagies reviennent. 3 ans 1/2, en Décembre 1906, vient me retrouver. Périgastrite. État très grave. Meurt en Janvier 1907.
Von Hacker. 8 Mars 1904. Dr Bourretère. Dr Mora. Dr Labatut.	Anneau fibreux qui entoure le pylore comme une bague.	Guérison.	Très bon.	Ce jeune homme est chauffeur du Dr Mora. Il est très bien et ne se ressent de rien, bien qu'il ne soit pas d'une sobriété exemplaire.
Von Hacker. 3 Sept. 1904. Dr Salesses.	Pylore épais et rétréci.	Guérison.	Très bon.	Résultat s'est maintenu parfait depuis l'opération.

AGE DU MALADE — MÉDECIN TRAITANT	DÉBUT ET DURÉE de la maladie.	MARCHE DE LA MALADIE	ÉTAT DU MALADE AU MOMENT DE L'OPÉRATION
— XV — Mont..., 36 ans (Bayonne). Dr Dutournier.	3 ans.	Au début, hématémèse considérable. Sept mois de régime lacté. En 1905, nouvelle hématémèse. Vomissements.	Estomac dilaté, clapotage. Ondulations, constipation. Douleurs tardives très violentes. État général très grave.
— XVI — Henri Gar..., 52 ans (de Pasajes).	25 ou 26 a.	Troubles dyspeptiques depuis cette époque, qui ont commencé par douleurs tardives et melæna, puis alternatives.	Situation va en s'empirant. Signes certains de sténose.
— XVII — Curut...33 ans (de St-Sébastien).	5 ans.	Syndrome pylorique. Hématémèses.	Hématémèses à répétition avec melæna. Anémie.
— XVIII — Fait..., 42 ans (Hop. de Dax). Dr Bourretère.	3 ans.	Crises intermittentes de syndrome de Reichmann avec stase.	Syndrome de Reichmann très caractéristique. Repas d'épreuve et cathétérisme 14 heures plus tard. Positif.
— XIX — M. Sugr..., 58 ans (de Madrid). Dr Vic.	8 ans.	Passé gastrique très chargé. Hématémèses en 1897, 1899, 1903 et 1904. Vichy.	A hémorrhagie très grave en Octobre 1905. Je le vois à St-Sébastien, dans un état général très grave et signes certains de sténose gastro-sucorrhéique. État très sérieux.

DATE DE L'OPÉRATION — Assistant.	LÉSIONS ANATOMIQUES	RÉSULTATS Immédiat.	RÉSULTATS Thérapeutique.	REMARQUES
13 Mai 1905. Dr Dutournier Dr Lasserre.	Pylore épaissi et induré. Ulcère juxta-pylorique sur petite courbure.	Guérison.	Parfait.	Ce malade n'avait pu être opéré le 8 Mai à cause gastrorrhagie importante sur table opération. A suivi pendant 8 mois le traitement. Tuberculeux au 2e degré, a guéri sa tuberculose au sanatorium du Dr Hamant (Cambo).
Von Hacker. 3 Juin 1905. Dr Salesses.	Rétrécissement cicatriciel très net.	Guérison.	Très bien.	Guérison maintenue.
Von Hacker. 17 Sept. 1905. Dr Salesses.	Ulcère justa-pylorique avec induration de ses bords.	Guérison.	Très bon.	
Von Hacker. 6 Octobre 1905. Dr Bourretère Dr Labatut.	Ulcère juxta-pylorique, adhérences fixant le pylore au foie et coudant le pylore.	Guérison.	Très bon.	Le résultat se maintient excellent, malgré intempérance de l'opéré.
Von Hacker. 10 Nov. 1905. Dr Salesses. Dr Blazy. Dr Larraïdy.	Estomac non dilaté. Ulcère pré-pylorique pièce de 5 fr. à bords épaissis. Opération difficile parce que estomac ne vient pas du tout.	Guérison.	Très bon.	Ce malade a été opéré dans des conditions lamentables. Il a présenté pendant trois mois du reflux biliaire avec vomissements. Est actuellement en très bon état.

AGE DU MALADE MÉDECIN TRAITANT	DÉBUT ET DURÉE de la maladie.	MARCHE DE LA MALADIE	ÉTAT DU MALADE AU MOMENT DE L'OPÉRATION
— XX — Las..., 30 ans (Hôpital de Dax). Dr Bourretère.	5 ans.	Passé ulcéreux : hémorrhagies et douleurs.	Est dans un état lamentable. Moribond, pouls à 120. Estomac énorme. Sérum pendant l'opération. Anesthésie pour la peau.
— XXI — M. Ser..., 51 ans (de St-Et.-de-Baïgorry). Dr Etcheverry.	12 ans.	Passé ulcéreux et douloureux avec douleurs excessives. Traitement médical impuissant.	A beaucoup maigri. Souffre de l'estomac dès qu'il a absorbé même du lait. Vomissements aqueux abondants mettant fin aux douleurs.
— XXII — Etch..., 50 ans (environ de Pau).	15 ans.	Douleurs et hématémèses. Gastro-sucorrhée à répétition. Hémorrhagies chroniques avec melœna.	Dilatation. Clapotage sous-ombilical. Douleurs tardives. Repas d'épreuve positif.
— XXIII — M. Duc..., 62 ans (d'Ustaritz). Dr Souberbielle.	7 ans.	Sept ans (1889) hématémèse. 3 mois de régime lacté. Depuis cette époque, ne sent plus son estomac jusqu'en 1906.	A présenté depuis peu de temps (3 mois 1/2 à 4 mois) signes d'intolérance gastrique avec vomissements abondants. Dépérissement très rapide.
— XXIV — Comt Le G..., 51 ans (Bayonne). Drs Salesses & Jaubert.	1 an.	Marche de la maladie très rapide.	Amaigrissement rapide. Myœdème.
— XXV — Dut..., 33 ans (Bayonne).	8 ans.	Hématémèses à répétition. Signes de localisation ulcère au niveau du pylore.	État anémique amené par hémorrhagies. Un peu de melœna au moment de l'opération.

DATE DE L'OPÉRATION — Assistant.	LÉSIONS ANATOMIQUES	RÉSULTATS Immédiat.	RÉSULTATS Thérapeutique.	REMARQUES
Von Hacker. 18 Nov. 1905. Dr Bourretère. Dr Labatut.	Pylore épaissi, entouré d'adhérences. Dilatation énorme.	Guérison.	Très bon.	Le résultat est remarquable. Ce malade était moribond. On lui fit du sérum caféiné pendant toute la durée de l'opération. A engraissé de 33 kilos.
Von Hacker. 25 Nov. 1905. Dr Salesses. Dr Etcheverry	Périgastrite postérieure fixant estomac à pancréas.	Guérison.	Améliora-tion, puis mauvais.	Ce malade, soulagé jusqu'à Juin 1906, est repris des mêmes douleurs. Je lui fis une *jéjunostomie*. Il meurt cinq jours plus tard d'une hémorrhagie foudroyante.
Von Hacker. 15 Mars 1906. Dr Salesses.	Pylore augmenté de volume et consistance ferme, sténosé. Adhérences au foie.	Guérison.	Très bon.	
Von Hacker. 8 Avril 1906. Dr Salesses. Dr Souberbielle.	Pylore très épaissi dans étendue de 4 à 5 centimètres. Adhérences postérieures.	Guérison.	Très bon.	Au moment de l'opération, les plus grandes probabilités existaient en faveur du cancer. Suites tardives ont démontré le contraire. Ce malade est encore très bien portant.
Von Hacker. 12 Avril 1906. Dr Salesses. Dr Jaubert.	Pylore induré et augmenté. Consistance fait craindre cancer. Petit doigt ne peut le franchir.	Mort.		La mort a été la conséquence de l'insuffisance hépatique d'origine chloroformique. (Voir chap. *Résultats immédiats.*)
Von Hacker. 8 Mai 1906. Dr Salesses.	Pylore sténosé et signe ulcère petite courbure pré-pylorique.	Guérison.	Très bon.	État satisfaisant. Revu récemment.

AGE DU MALADE — MÉDECIN TRAITANT	DÉBUT ET DURÉE de la maladie.	MARCHE DE LA MALADIE	ÉTAT DU MALADE AU MOMENT DE L'OPÉRATION
— XXVI — Ar.... 37 ans (Saint-Sébastien). Dr Vic.	10 ans.	Ni hématémèse, ni melœna. Douleurs retardées très caractérisées, et que rien n'améliore.	Signes d'ulcère du pylore avec syndrome pylorique.
— XXVII — Ba.... 44 ans (d'Irun). Dr Vic.	2 ans.	A eu soi-disant coliques hépatiques. Chatel-Guyon, où l'on a songé à sténose du pylore.	Repas d'épreuve positif. Signes de sténose.
— XXVIII — M. Lac...., 53 ans (de Lit-et-Mixe). Dr Pécastaing.	3 ans.	Vomissements tous les deux jours très abondants avec liquide dans lequel nagent débris alimentaires.	État général très mauvais. Estomac dilaté. Vomissements alimentaires à jeun.
— XXIX — l'abbé St-M...., 56 ans (de Bayonne). Dr Dutournier.	1 an ½.	A présenté en 1905 paraplégie avec signes de névrite périphérique et douleurs en ceinture qui font croire à cancer vertébral. En même temps intolérance gastrique et vomissements. Cerises absorbées 48 heures avant sont dans vomissement.	Sondage fait 14 heures après absorption repas ; épreuve ramène bouillie et peau de pruneaux. Lavage positif.
— XXX — M. Verd...., 50 ans (de Mauléon). Dr Heugas.	10 ans.	Une seule hématémèse il y a six ans. D'abord crises de Reichmann intermittentes. Depuis un an, état maladif allant en s'aggravant.	Amaigrissement impressionnant. A perdu 30 kilos. Douleurs très vives. Dilatation énorme (5 à 6 lavages par jour). Ondulations.

DATE : L'OPÉRATION — Assistant.	LÉSIONS ANATOMIQUES	RÉSULTATS Immédiat.	 Thérapeutique.	REMARQUES
on Hacker. 1 Juin 1906.)r SALESSES.	Pylore épais et scléreux et ulcère juxta-pylorique sur petite courbure.	Guérison.	Bon.	Souffre encore de temps en temps. Est obligé de suivre régime et de prendre alcalins.
'on Hacker. 30 Juin 1906.)r SALESSES.	Sténose et périgastrite. Aspect est celui d'un cancer.	Guérison.	Très bon.	J'ai revu ce malade pendant un an, il avait engraissé de 12 kilos et aspect était parfait. Trois ans après opération il est venu me trouver avec un gâteau énorme qui faisait craindre cancer.
Von Hacker. 2 Sept. 1906. Dr CROSTE.	Pylore très volumineux et sténosé. Adhérences. Cancer douteux.	Guérison.	Très bon.	Le diagnostic de cancer qui paraissait probable d'après aspect des pièces a été infirmé par suites. L'opéré allait très bien deux ans après intervention.
Von Hacker. Juillet 1906. r DUTOURNIER Dr LASSERRE.	On trouve au-dessous du pylore, à 1 centimère 1/2 sur le duodénum un anneau fibreux.	Guérison.	Très bon.	En Août 1907, M. Fab. S. M., vient me retrouver. Estomac fonctionne très bien. Mais l'état général est très grave et on trouve *un énorme cancer massif du foie.*
Von Hacker. 5 Octobre 1906. Dr CROSTE.	Au niveau du pylore, induration triangulaire dont base répond à son bord inférieur.	Guérison.	Très bon.	A augmenté de 43 kilos (48 k°° - 91 k°°), n'a jamais souffert depuis opération. Est un des plus beaux résultats obtenus.

AGE DU MALADE MÉDECIN TRAITANT	DÉBUT ET DURÉE de la maladie.	MARCHE DE LA MALADIE	ÉTAT DU MALADE AU MOMENT DE L'OPÉRATION
— XXXI — Etch..., 50 ans (de Bayonne).	15 ans.	Passé ulcéreux.	Hémorrhagies à répétition. Syndrome pylorique. Stase. Melœna au moment de l'opé ration.
— XXXII — Fab..., 28 ans (de Briscous). Dr LARRAÏDY.	4 ans.	Dyspepsie. Douleurs tardives avec retentissement dans le dos. Melœna six mois auparavant. Suit traitement sans résultat.	Présente gastro-succorrhé avec débris alimentaires. État général s'aggrave. Dépression.
— XXXIII — Marie C..., 43 ans (de Bayonne). Dr LAFOURCADE.	14 ans.	Au début, crises gastriques mises sur le compte de rein mobile. Puis on soupçonna ulcère. Vomissements aqueux abondants pris pour hyperchlorhydrie chez nerveux.	Après surviennent vomissements alimentaires. Régime Pas d'amélioration. Repas d'épreuve positif.
— XXXIV — M. Mont..., 50 ans (de Mauléon). Dr HEUGAS.	7 ans.	Ni hématémèses, ni melœna. Syndrome pylorique très douloureux et syndrome de Reichmann.	Repas d'épreuve. Sondage. 15 heures plus tard positif. Stase certaine.
— XXXV — Goyen..., 42 ans (de Mauléon). Dr HEUGAS.	10 ans.	Marche de la maladie est celle d'un ulcère du pylore classique.	Sténose avec stase et tuberculose pulmonaire. Dilatation. Tension et ondulations.

DATE DE L'OPÉRATION — Assistant.	LÉSIONS ANATOMIQUES	RÉSULTATS		REMARQUES
		Immédiat.	Thérapeutique.	
Von Hacker. Novemb. 1906. Dr Croste.	Pylore très épaissi et rétréci adhérent au foie et au gros intestin.	Guérison.	Très bon.	Le melæna cesse trois jours après l'opération.
Von Hacker. 7 Nov. 1907. Dr Croste.	Ulcère et induration du pylore.	Guérison.	Médiocre.	Ce malade continue à se plaindre « d'un poids constant à l'estomac ».
Von Hacker. 5 Avril 1907. Dr Croste.	Pylore fibreux et dur. Rétrécissement.	Guérison.	Médiocre, a été suivie d'entéro-anastomose et d'Y.	Suites d'abord parfaites. Puis trois mois après, vomissements bilieux très abondants. Entéro-anastomose secondaire. Vomissements continuent. Je fais alors Y de Roux. Présente syndrome dyspeptique post-opératoire.
usp. verticale. 16 Avril 1907. Dr Croste.	Pylore épaissi et induré du volume d'un gros œuf de pigeon. Rétrécissement.	Guérison.	Très bon.	Ce malade, que je vois de temps en temps, est en excellente santé. Il n'a plus senti son estomac.
usp. verticale. 17 Avril 1907. Dr Croste.	Rétrécissement cicatriciel du pylore.	Guérison.	Très bon.	Tuberculeux au 2e degré, a eu une poussée post-opératoire avec fonte rapide du poumon. Énorme caverne à droite. A guéri. Est bien portant actuellement.

AGE DU MALADE — MÉDECIN TRAITANT	DÉBUT ET DURÉE de la maladie.	MARCHE DE LA MALADIE	ÉTAT DU MALADE AU MOMENT DE L'OPÉRATION
— XXXVI — M. Tart..., 52 ans (de Libarreux). Dr Heugas.	6 ans.	Passé ulcéreux. Crises hyperchlorhydriques et gastro-sucorrhée. Intermittence.	État général mauvais. A maigri de 15 kilos. Sténose pylorique certaine.
— XXXVII — M. Cat..., 47 ans (de Viodos) (Hôpital de Bayonne). Dr Heugas.	12 ans.	Hémorrhagie. Crises intermittentes. Il y a quatre mois, péritonite généralisée (petite perforation probable). Vomissements alimentaires.	État général des plus graves. Poids normal 78 kilos, poids actuel 40 kilos. Diagnostic de sténose évident.
— XXXVIII — Mme M..., 57 ans (de Biarritz). Dr Guttierez.	18 ans.	Depuis 18 ans, a toujours souffert. Hémorrhagies importantes à plusieurs reprises. Il y a quinze jours, nouvelle hématémèse.	Signes de localisation pylorique. Estomac dilaté. Épreuve du repas positif.
— XXXIX — Mlle Etch..., 24 ans (de Bayonne). Dr Pambrun.	7 ans.	A eu une première hématémèse à l'âge de 17 ans et une deuxième à 20 ans. Douleurs tardives. Gastro-sucorrhée.	État très grave de dénutrition. A maigri de 9 kilos en 3 mois. Dilatation énorme de l'estomac. Ondulations intermittentes.
— XL — M. S. J..., 50 ans (Guipuzcoa).	15 ans.	Intermittence dans les signes de l'ulcère du pylore.	Émaciation extrême; dit avoir perdu 35 kilos. Dilatation. Ondulations. Vomissements alimentaires.

DATE E L'OPÉRATION — Assistant.	LÉSIONS ANATOMIQUES	RÉSULTATS Immédiat.	 Thérapeutique.	REMARQUES
sp. verticale. er Sept. 1907. Dr CROSTE. Dr VAQUIER.	Pylore épaissi et adhérent.	Guérison.	Très bon.	Le Dr Hengas me disait que le malade avait de temps en temps un vomissement bilieux.
sp. verticale. 5 Sept. 1907. Dr CROSTE. Dr VAQUIER.	On trouve adhérences diffuses, trace de péritonite ancienne. Sténose très serrée.	Guérison.	Très bon.	Dans 18 jours, ce malade a engraissé de 8 kilos. En trois mois et demi il a augmenté de 32 kilos.
sp. verticale. Octobre 1907. Dr CROSTE.	Pylore induré et fixé dans le foie par de nombreuses adhérences.	Guérison.	Très bon.	A augmenté de 10 kilos dans les trois mois qui ont suivi l'opération.
sp. verticale. 0 Nov. 1907. Dr CROSTE.	Anneau cicatriciel qui encercle le pylore.	Guérison.	Médiocre.	Cette malade a été longue à se remettre. État d'asthénie longtemps prolongé. Prend actuellement le dessus.
sp. verticale. Janvier 1908. Dr CROSTE.	Pylore épaissi, induré adhérent aux parties voisines.	Guérison.	Très bon.	

AGE DU MALADE — MÉDECIN TRAITANT	DÉBUT ET DURÉE de la maladie.	MARCHE DE LA MALADIE	ÉTAT DU MALADE AU MOMENT DE L'OPÉRATION
— XLI — M. H..., 63 ans (de Trois-Villes). Dr CONSTANTIN (Tardets).	15 ans.	Signes d'ulcère chronique du pylore.	État général grave. A mai de 33 kilos. Souffre beaucoup après rep. Vomissements. Dilatation à clapotage.
— XLII — Bat..., 51 ans (de Rivière). Dr DESQUERRE. Dr M. BOURRETÈRE.	7 ans.	Passé douloureux très chargé. Hémorrhagies antérieures.	Actuellement, vomissemen alimentaires. Diagnostic de sténose évide
— XLIII — M. B., prêtre, 46 ans (de St-Palais). Dr ROUSSET.	7 ans.	A eu des hémorrhagies abondantes il y a sept, six et trois ans. Marche intermittente de la maladie.	État lamentable, amaigriss ment extrême. Douleurs très vives. Estomac très dilaté. Stase. A maigri de 22 kilos.
— XLIV — Mlle Nancy G..., 49 ans (de Dax). Dr BOURRETÈRE.	12 ans.	Existence des plus pénibles depuis douze ans. Douleurs gastriques très augmentées depuis trois mois.	Amaigrissement de 17 kilos. Dilatation. Stase abondante.
— XLV — M. Mend..., 46 ans (de Mauléon-Soule). Dr HEUGAS.	4 ans.	Douleurs retardées. Gastro-succorrhée. Intermittence des symptômes.	Estomac dilaté. Repas d'épreuve montre qu'i existe stase après 10 heures

DATE E L'OPÉRATION Assistant.	LÉSIONS ANATOMIQUES	RÉSULTATS Immédiat.	Thérapeutique.	REMARQUES
usp. verticale. Février 1908. Dr Croste. Dr Jaubert.	Pylore épaissi. Diminution considérable de son calibre.	Guérison.	Très bon.	Le résultat thérapeutique est parfait chez ce malade. Il n'a jamais souffert depuis l'opération. A engraissé de 30 kilos.
usp. verticale. 5 Février 1908. Dr Croste. r Desquerre.	Rétrécissement pylorique par anneau cicatriciel très serré. Mésocolon très court. Ai abordé face postérieure estomac, entre estomac et còlon.	Guérison.	Médiocre.	Ce malade n'ayant pas suivi régime diététique postopératoire a présenté diarrhée prolongée et signes d'ulcère peptique. Son état nécessite opération secondaire.
usp. verticale. 7 Février 1908. Dr Croste.	Pylore très épaissi présentant sur sa face postérieure une paroi dépolie et un bord supérieur adhérent au foie.	Guérison.	Très bon.	Résultat définitif a été remarquable. Cet opéré n'a jamais senti son estomac depuis l'opération. Il a engraissé de 20 kilos.
usp. verticale. 2 Mars 1908. Dr Croste. Dr Bourretère	Bague cicatricielle entourant le pylore ayant un centimètre 1/2 à 2 centimètres de large et diminuant son calibre.	Guérison.	Bon.	Cette malade ressent de temps en temps de la gêne et de la tension gastrique. Elle doit faire une sélection parmi les aliments qu'elle prend.
Susp. verticale. 21 Mars 1908. Dr Croste. Dr Lasserre. Dr Heugas. Dr Lavergne.	Induration cicatricielle du volume d'une noix gagnant bord inférieur du pylore et son bord supérieur.	Guérison.	Très bon.	Ce malade présente une petite éventration. Il porte une ceinture.

AGE DU MALADE MÉDECIN TRAITANT	DÉBUT ET DURÉE de la maladie.	MARCHE DE LA MALADIE	ÉTAT DU MALADE AU MOMENT DE L'OPÉRATION
— XLVI — Sœur sécul. D.... 38 ans (St-André-de-Seignanx). Dr Lafont.	16 ans.	A souffert par intermittences. Vomissements alimentaires. Depuis dix ans me dit qu'elle a souffert continuellement. Deux fois hématémèses considérables.	Est dans une situation des plus graves. Amaigrissement extrême. Signes certains de sténose. Dilatation dépassant l'ombilic de trois travers de doigt.
— XLVII — Dir..., 34 ans (de Sames). Dr Bernès-Lasserre.	5 ans.	Passé ulcéreux. Syndrome pylorique. A été vu par plusieurs médecins avant Bernès-Lasserre, qui n'ont pas fait de diagnostic.	Signes de sténose certains. Douleurs tardives. Syndrome de Reichmann avec stase. Tubage positif.
— XLVIII — Roch..., 37 ans (de Poyartin) (Hôpital de Bayonne). Dr Mangin.	7 ans.	A des signes d'ulcère chronique de l'estomac. Depuis quatre ans, intolérance gastrique et vomissements alimentaires.	Le diagnostic de sténose avec stase est confirmé par le tubage qui ramène repas d'épreuve et gastro-succorrhée. Dilatation.
— XLIX — Laf..., 43 ans (de Mauléon). Dr Heugas.	6 ans.	Douleurs de l'estomac intermittentes depuis cette époque. Alcoolisme. Vomissements aqueux le matin.	A des signes de spasme du pylore, avec syndrome et gastro-succorrhée. Traitement médical ne l'améliore pas.
— L — Dav..., 43 ans (de St-Laurent). Dr Depeton.	15 ans.	Vomissements du sang à plusieurs reprises. Douleurs. Vomissements alimentaires.	Malade moribond. Amaigrissement excessif. Signes de biloculation de l'estomac.

DATE DE L'OPÉRATION — Assistant.	LÉSIONS ANATOMIQUES	RÉSULTATS Immédiat.	RÉSULTATS Thérapeutique.	REMARQUES
Susp. verticale. 23 Mars 1908. Dr CROSTE. Dr LAVERGNE.	Le pylore est tellement rétréci que dans l'étendue de 5 à 6 centimètres il a le diamètre d'une plume à écrire.	Guérison.	Très bon.	Résultat remarquable. A augmenté de 18 kilos. N'a plus senti l'estomac depuis son opération. Dilatation estomac, revenu à dimensions normales.
Susp. verticale. 2 Mai 1908. Dr CROSTE. Dr Bernès-Lasserre.	Pylore épaissi. Ulcère sténosant. Avec un peu de périgastrite.	Guérison.	Bon.	Aurait de temps en temps quelques douleurs après écart de régime, au dire d'une des parentes de l'opéré.
Susp. verticale. 5 Mai 1908. Dr CROSTE. Dr LAFFITTE.	Rétrécissement cicatriciel.	Guérison.	Très bon.	A souffert d'un reflux de bile avec vomissements pendant trois mois. Est actuellement en très bon état.
Susp. verticale. 17 Mai 1908. Dr LAFFITTE. Dr CROSTE.	Sténose serrée du pylore par ulcère et épaississement.	Guérison.	Très bon.	Ai eu des nouvelles excellentes de ce malade qui a suivi d'ailleurs un régime pendant six mois.
Susp. verticale. 7 Juin 1908. Dr CROSTE.	Estomac biloculaire. Communication estomac avec intestin. Résection et suture intestin, et suture de l'estomac. Suspension verticale.	Guérison.	D'abord bon.	Cette malade a succombé tardivement (3 mois après l'opération). Pas eu de renseignements, s'était bien remontée.

AGE DU MALADE — MÉDECIN TRAITANT	DÉBUT ET DURÉE de la maladie	MARCHE DE LA MALADIE	ÉTAT DU MALADE AU MOMENT DE L'OPÉRATION
— LI — Laud..., 37 ans (de Bayonne). Pas de Médecin traitant.	4 ans.	Douleurs par intermittences depuis cette époque. A eu une seule fois mełena. A souvent sensation de plénitude et provoque vomissement.	Amaigrissement très grand. Le malade lui-même se lave l'estomac quand il souffre trop et ramène aliments anciens.
— LII — Etch..., 54 ans (de Tardets). Dr Constantin.	5 ans.	On trouve dans le passé des signes d'ulcère du pylore avec hémorrhagies à répétition, et syndrome de Reichmann.	Douleur retardée, vomissements aqueux. Dilatation de l'estomac. Tubage positif. Ne saigne pas depuis 6 mois.
— LIII — Mme Etch..., 31 ans (de Tosse). (Landes).	7 ans.	Depuis cette époque, se plaint de souffrir après repas. A des vomissements à jeun de temps en temps.	Cette malade présente des signes de stase confirmés par tubage de l'estomac.
— LIV — Duc..., 49 ans (de Dax). Dr Bourretère.	10 ans.	Alcoolique. Souffre beaucoup par crises. Gastrosuccorrhée avec vomissements aqueux et alimentaires.	Signes d'ulcère du pylore avec stase et dilatation.
— LV — Peyr..., 28 ans (de St-Jn-Pied-de-Port). Dr Rousset.	6 ans.	Passé ulcéreux et hémorrhagique. Douleurs et vomissements.	État de maigreur impressionnant. Estomac très dilaté. Sténose très serrée certainement.

DATE DE L'OPÉRATION — Assistant.	LÉSIONS ANATOMIQUES	RÉSULTATS Immédiat.	Thérapeutique.	REMARQUES
Susp. verticale. 7 Sept. 1908. Dr Croste.	Pylore épaissi, induré et diamètre très diminué.	Guérison.	Très bon.	Pas de nouvelles de ce malade. Marin de profession. Le résultat définitif était très bon deux mois après l'opération.
Susp. verticale. 12 Sept. 1908. Dr Croste.	Sténose cicatricielle et périgastrite.	Guérison.	Très bon.	Les suites ont été très satisfaisantes chez ce malade et il est complètement guéri.
Susp. verticale. 20 Sept. 1908. Dr Croste.	Ulcère pré-pylorique qui était la cause de spasme.	Guérison.	Bon.	Cette malade, un peu nerveuse, ressent de temps en temps un peu de pesanteur de l'estomac.
Susp. verticale. 21 Sept. 1908. Dr Croste.	Ulcère sténosant de pylore.	Guérison.	Très bon.	Guérison parfaite. Le Dr Bourretère m'en a donné confirmation à plusieurs reprises.
Susp. verticale. 27 Octobre 1908. Dr Croste.	Sténose cicatricielle du pylore. Périgastrite avec adhérences au foie.	Guérison.	Très bon.	Ce malade a subi une transformation extraordinaire. Il a engraissé de 22 kilos. Estomac normal.

AGE DU MALADE — MÉDECIN TRAITANT	DÉBUT ET DURÉE de la maladie.	MARCHE DE LA MALADIE	ÉTAT DU MALADE AU MOMENT DE L'OPÉRATION
— LVI — Mal.... 33 ans (de Mées). Dr Mauvoisin.	11 ans.	Sensation de torsion à l'épigastre après les repas. Sans vomissements d'abord. Brûlures après repas depuis 3 ans et apparition de vomissements.	Douleurs tardives et régurgitations acides. Dilatation : grande courbure à trois travers de doigt au-dessous ombilic.
— LVII — Dar.... 49 ans (du Guipuzcoa). Divers Médecins.	17 ans.	Douleur vive après les repas, avec pyrosis et vomissements alimentaires. Constipation opiniâtre. Périodes d'accalmie. Lavages : hématémèses à deux reprises.	Malade amaigri, 52 kilos au lieu de 70. Signes de spasme et de stase.
— LVIII — Et.... 57 ans (Les Aldudes) (Hôpital de Bayonne). Dr Etchepare.	4 ans.	Signes d'ulcère certain.	Signes de rétrécissement fibreux du pylore avec stase moyenne. Amaigri d'une façon notable.
— LIX — Mar.... 50 ans (Mauléon). Dr Heugas.	8 ans.	Hémorrhagies antérieures depuis cette époque. Douleurs très vives, surtout pendant la nuit. Vomissements à jeun.	Ce malade souffre 3 heures après repas. Il vomit des eaux à jeun et 6 heures après repas. Tubage positif.
— LX — Busq.... 58 ans (de St-Sever). Dr Reissen.	10 ans.	A beaucoup souffert par intermittences. Traitement médical ne le soulage plus.	Dilatation. Clapotage à jeun. Se fait vomir pour se soulager. Alors vomit des eaux.

DATE DE L'OPÉRATION Assistant.	LÉSIONS ANATOMIQUES	RÉSULTATS Immédiat.	RÉSULTATS Thérapeutique.	REMARQUES
Susp. verticale. 11 Nov. 1908. Dr Croste. Dr Mauvoisin.	Pylore épaissi et adhérent à la paroi abdominale.	Guérison.	Très bon.	Ce malade est très bien guéri et il « ne sent plus son estomac ».
Susp. verticale. 10 Déc. 1908. Dr Croste.	Ulcère pré-pylorique.	Guérison.	Très bon.	Va bien. Quand il fait des excès trop criants, ressent pesanteur.
Susp. verticale. **20 Janvier** 1909. Dr Laffitte.	Sténose cicatricielle du pylore.	Guérison.	Très bon.	Résultat parfait. N'a plus suivi aucun traitement ni aucun régime depuis l'opération. L'état général est devenu excellent.
Susp. verticale. **25 Février** 1909. Dr Laffitte.	Ulcère, spasme et épaississement léger autour ulcère.	Guérison.	Très bon.	Résultat définitif très satisfaisant.
Susp. verticale. **20 Avril** 1909. Dr Croste. Dr Ressein. Dr Senten.	Pylore très épaissi. Sténose fibreuse et ulcère en évolution.	Guérison.	Assez bon.	Ce malade irait très bien s'il ne faisait pas de nombreux excès qu'il paye par douleurs et intolérance gastrique. (Syndrome dyspeptique secondaire.)

AGE DU MALADE MÉDECIN TRAITANT	DÉBUT ET DURÉE de la maladie.	MARCHE DE LA MALADIE	ÉTAT DU MALADE AU MOMENT DE L'OPÉRATION
— LXI — Etch.... 42 ans (de Bayonne).	4 ans.	Ulcère ancien du pylore avec douleurs tardives et melœna de temps en temps qui se prolonge depuis un mois environ.	Dilatation. Tension et ondulations épigastriques. Tubage positif après repas d'épreuve. Anémie très grave.
— LXII — Lag.... 36 ans (de Mauléon). Dr Heugas.	3 ans 1/2.	Passé ulcère pylorique.	Anémie très grande, peau et muqueuse décolorées comme malade précédent. Melœna chronique. Syndrome pylorique et stase.
— LXIII — Jol...., 37 ans (de Mées). D Mauvoisin.	7 ans.	A été longtemps soigné pour son estomac, et régime ne l'améliore pas. En désespoir de cause, il veut recourir à la chirurgie.	Les signes de la sténose du pylore sont certains avec amaigrissement et vomissements alimentaires.
— LXIV — Lall...., 52 ans (de Mauléon). D Heugas.	4 ans 1/2.	Souffre depuis 4 ans 1/2 après repas. Douleurs sont vives. Se terminent par vomissements acides. A subi traitement très régulier.	Vient me voir une première fois en septembre 1908. Examen stase négatif. Spasme. Conseille traitement prolongé. Il n'amène aucun résultat. Malade demandant lui-même opération.
— LXV — M. March...., 64 ans (d'Anglet). D Dutournier.	10 ans.	A d'abord eu douleurs intermittentes. Depuis 6 ans, aggravation, et depuis 2 ans situation intolérable.	Amaigrissement. Douleur retardée. Dilatation. Ondulations péristaltiques. Souffre beaucoup.

DATE DE L'OPÉRATION — Assistant.	LÉSIONS ANATOMIQUES	RÉSULTATS Immédiat.	RÉSULTATS Thérapeutique.	REMARQUES
Susp. verticale. 21 Avril 1909. Dr CROSTE.	Ulcère sténosant du pylore.	Guérison.	Très bon.	Résultat a été très bon. Anémie guerie et hémorrhagies ne se sont plus reproduites.
Susp. verticale. 22 Avril 1909. Dr CROSTE.	État du pylore douteux. Forme tumeur d'aspect irrégulier. Peut-être cancérisation d'ancien ulcère.	Guérison.	Bon.	Suites définitives bonnes. A mis longtemps à se remettre de son état anémique.
Susp. verticale. 4 Mai 1909. Dr CROSTE. Dr MAUVOISIN.	Rétrécissement cicatriciel du pylore.	Guérison.	Très bon.	Les suites thérapeutiques ont été excellentes et ce malade, qui est cantonnier, fait très bien son service depuis l'opération.
Susp. verticale. 10 Mai 1909. Dr CROSTE.	Petit ulcère du pylore avec léger épaississement de ses bords.	Guérison.	Très bon.	Ce malade n'avait comme signe de l'ulcère du pylore que du spasme sans la moindre rétention, et le traitement médical avait été sans influence
13 Mai 1909. Dr CROSTE. Dr DUTOURNIER.	Ulcère sténosant avec épaississement du pylore, formant tumeur.	Guérison.	Bon.	Résultat en équilibre. Souffre de l'estomac quand il mange trop. Doit se surveiller. Mais, en somme, grande amélioration sur état antérieur.

AGE DU MALADE — MÉDECIN TRAITANT	DÉBUT ET DURÉE de la maladie.	MARCHE DE LA MALADIE	ÉTAT DU MALADE AU MOMENT DE L'OPÉRATION
— LXVI — Labey..., 58 ans (de Mées). Dr Mauvoisin.	5 ans.	Douleurs et vomissements par crises. Souffre après le repas et toute la nuit.	Dilatation. Gastro-succorrhée avec résidu alimentaire. Stase. Tubage positif.
— LXVII — Jean Bt..., 50 ans (de Bayonne). Dr Lasserre.	15 ans.	A eu dans son passé des hémorrhagies très importantes et des périodes de douleurs gastriques. Vomissements.	État général des plus graves. Dilatation très grande de l'estomac. Vomissements aqueux avec débris alimentaires.
— LXVIII — Dach..., 45 ans (de Mées). Dr Mauvoisin.	4 ans.	Passé ulcéreux certain. Syndrome pylorique. Vomissements aqueux à jeun et très acides.	État général très grave. Rétrécissement du pylore avec stase. Intermittences cardiaques. A été pris, paraît-il, pour un cancéreux par confrère.
— LXIX — Mlle Hours..., 32 ans (de Dax). Dr Bourretère.	5 ans.	Souffre constamment depuis cette époque et ressent distension après repas. Vomissements alimentaires à jeun.	Signes de sténose avec dilatation et stase. Tubage positif.
— LXX — And..., 40 ans (de Baïgorry). Dr Etcheverry.	6 ans.	A eu des hémorrhagies à répétition avec syndrome pylorique. Les aliments ne pouvaient être supportés.	Anémie extrême, pour melœna et hémorrhagie occulte. Régime lacté seul supporté. Il vomit dès qu'il prend le moindre aliment.

DATE DE L'OPÉRATION — Assistant.	LÉSIONS ANATOMIQUES	RÉSULTATS		REMARQUES
		Immédiat.	Thérapeutique.	
Susp. verticale. 5 Juillet 1909. Dr Croste. Dr Mauvoisin.	Rétrécissement cicatriciel.	Guérison.	Très bon.	Le médecin traitant m'a donné de bonnes nouvelles de ce malade qui ne souffre plus, et ne prend d'ailleurs aucune précaution.
Susp. verticale. 6 Juillet 1909. Dr Croste. Dr Lasserre.	Pylore très épaissi, induré et entouré d'adhérences qui se fixent au foie. Dilatation très grande.	Guérison.	Très bon.	Le résultat de cette opération a été excellent. Il n'a plus souffert et ce malade est méconnaissable.
Susp. verticale. 12 Août 1909. Dr Croste. Dr Mauvoisin.	A examen du pylore on peut craindre cancer sur vieil ulcère.	Guérison.	Très bon.	Ai des nouvelles de ce malade qui ne laissent rien à désirer. Le résultat a été excellent. Cancer à éliminer.
Susp. verticale. 24 Août 1909. Dr Croste. Dr Vacher (d'Orléans).	Sténose cicatricielle de pylore.	Guérison.	Bon	Vomit de temps en temps un peu de bile.
Susp. verticale. 20 Sept. 1909. Dr Croste. Dr Etcheverry Dr Bernard.	Ulcère du pylore. Sténose avec épaississement du pylore.	Guérison.	Très bon.	Ai des renseignements récents. État très bon, n'a plus souffert et n'a plus saigné. Il a eu du melœna pendant une semaine après opération.

AGE DU MALADE — MÉDECIN TRAITANT	DÉBUT ET DURÉE de la maladie.	MARCHE DE LA MALADIE	ÉTAT DU MALADE AU MOMENT DE L'OPÉRATION
— LXXI — Mr Fav..., 47 ans (de Sare). Dr LASSERRE.	7 ans.	A commencé à souffrir après repas et vomissements aqueux il y a sept ans. Depuis lors quelques époques d'amélioration. Mais il y a trois ans que la situation est intolérable.	Maigreur et aspect des plus impressionnants. Soif ardente. Yeux excavés et enfoncés dans orbites. Estomac simule gros kyste de l'ovaire et descend jusqu'au pubis. Vomissements considérables.
— LXXII — M. Cat..., 58 ans (de Bayonne).	11 ans.	A eu des hémorrhagies à répétition avec douleurs tardives et gastro-succorrhée. A eu de temps en temps des vomissements alimentaires à jeun.	Anémie par hémorrhagies à répétition. Melæna. Syndrome pylorique. Stase. Dilatation.
— LXXIII — M. Gamb..., 44 ans (d'Anglet). Dr BONNET.	8 ans.	Hémorrhagie il y a huit, six et quatre ans. Gastro-succorrhée intermittente.	Douleurs tardives très violentes se terminant par vomissements aqueux. Amaigrissement. Dilatation estomac. Stase prouvée par sondage.
— LXXIV — Hirig..., 32 ans (de Tardets). Dr CONSTANTIN.	3 ans.	Souffre depuis cette époque trois heures après le repas et toutes les nuits. Pas de sang. Vomissements aqueux à jeun.	Signes de spasme d'origine ulcéreuse. Traitement n'a produit aucun résultat.
— LXXV — M. Lacr..., 46 ans (de Bayonne). Drs LASSERRE & PINATEL.	9 ans.	Hémorrhagies anciennes. A beaucoup souffert avec périodes d'amélioration.	A eu une hémorrhagie importante il y a une quinzaine de jours. Syndrome pylorique et gastro-succorrhée. Stase, état général très mauvais.

DATE DE L'OPÉRATION — Assistant.	LÉSIONS ANATOMIQUES	RÉSULTATS Immédiat.	RÉSULTATS Thérapeutique.	REMARQUES
Susp. verticale. 22 Sept. 1909. Dr LASSERRE. Dr DUTOURNIER.	Sténose cicatricielle et périgastrite. Estomac énorme. Jéjunum aminci et grêle comme intestin d'enfant.	Mort.		Cette malade, opérée *in extremis*, n'a pas supporté le choc opératoire. Elle a succombé le soir même. L'estomac était tellement dilaté que je fis incision sus pubienne.
Susp. verticale. 8 Octobre 1909. Dr CROSTE.	Ulcère sténosant et périgastrite.	Guérison.	Très bon.	Guérison se maintient et le malade est en très bon état.
Susp. verticale. 28 Octobre 1909. Dr CROSTE. Dr BONNET.	Sténose du pylore cicatricielle. Petit ulcère sur petite courbure juxta-pylorique.	Guérison.	Très bon.	Ce malade est en très bon état.
Susp. verticale. 19 Nov. 1909. Dr CROSTE.	Ulcère juxta-pylorique sur face antérieure avec arborisation.	Guérison.	Assez bon.	Ce malade a été opéré pour un ulcère avec spasme. A la suite de non observation de régime, le Dr Constantin m'a dit qu'il souffrait de temps en temps.
Susp. verticale. 5 Décemb. 1909. Dr CROSTE. Dr LASSERRE.	Sténose et périgastrite formant masse assez important.	Guérison.	Très bon.	Va très bien. A engraissé de 9 à 10 kilos. Est très satisfait de son état. M'a dit avoir engraissé de 15 kilos.

AGE DU MALADE MÉDECIN TRAITANT	DÉBUT ET DURÉE de la maladie.	MARCHE DE LA MALADIE	ÉTAT DU MALADE AU MOMENT DE L'OPÉRATION
— LXXVI — Etch...., 44 ans (de Hasparren) (Hôpital de Bayonne). Dr Péré.	5 ou 6 ans.	Hémorrhagies antérieures, melœna. Vomissements alimentaires avec liquides abondants.	Signes certains de sténose et de stase avec dilatation. Clapotage à jeun et tubage positif. État général mauvais.
— LXXVII — Lis...., 38 ans (de Saugnac) (Hôpital de Bayonne). Dr Bon (de Mimbaste).	3 ans.	Souffre depuis cette époque et son état général est très mauvais; à chaque crise, hémorrhagie et gastro-succorrhée.	Souffre beaucoup après les repas et ces crises amènent état déchéance très grande. Il m'est amené après une de ces crises : gastro-succorrhée avec stase.
— LXXVIII — Har...., 33 ans (Hôpital de Bayonne). Dr Dutournier.	5 ans.	A un passé ulcéreux certain avec des crises douloureuses. N'a pas vomi sang, ni melœna.	Au moment de l'opération, ce malade paraît un tuberculeux avancé. Tension épigastrique. Vomissements stase. Tubage positif.
— LXXIX — Bat...., 44 ans (de Poyartin). Dr Dubourdieu. Dr Bourretère.	12 ans.	Passé gastrique avec signes d'ulcère du pylore certain.	Amaigrissement excessif. Souffre après repas. Stase. Vomissements aqueux et acides à jeun. Tubage positif.
— LXXX — Lap...., 59 ans (de St-Sébastien).	une quinzaine d'années.	A eu depuis cette époque une existence lamentable avec hémorrhagies à répétition et vomissements alimentaires.	Dilatation considérable dépassant de quatre travers de doigt l'ombilic. Vomissements alimentaires.

DATE DE L'OPÉRATION — Assistant.	LÉSIONS ANATOMIQUES	RÉSULTATS Immédiat.	Thérapeutique.	REMARQUES
Susp. verticale. 6 Décemb. 1909. Dr Richard. Dr Périé. Dr Bon.	Sténose cicatricielle du pylore et dilatation de l'estomac.	Guérison.	Très bon.	Ce malade a présenté après l'opération des idées délirantes qui ont duré une dizaine de jours. Il est actuellement très bien portant, le Dr Périé m'a donné de ses nouvelles.
Susp. verticale. 6 Décemb. 1909. Dr Richard. Dr Périé. Dr Bon.	Ulcère et sténose.	Guérison.	Très bon.	Va très bien, malgré les imprudences de régime qu'il commet.
Susp. verticale. 10 Déc. 1909. Dr Richard.	Adhérences périgastriques très étendues. Pylore induré et épaissi.	Guérison.	Très bon.	Ce malade a été opéré dans des conditions très défavorables. Il a augmenté de 20 kilos depuis l'opération.
Susp. verticale. 15 Déc. 1909. Dr Croste.	Pylore épaissi et induré.	Guérison.	Très bon.	Va bien. Ne sent plus son estomac depuis l'opération.
Susp. verticale. 28 Déc. 1909. Dr Croste.	Sténose cicatricielle en bague.	Guérison.	Très bon.	Va très bien. Je l'ai vu dernièrement. La dilatation de l'estomac a rétrocédé d'une façon très appréciable.

www.ingramcontent.com/pod-product-compliance
Ingram Content Group UK Ltd.
Pitfield, Milton Keynes, MK11 3LW, UK
UKHW020924180726
13838UKWH00002B/746